产品名称：儿童

通用名：宝宝、乖乖

产品属性：人类幼崽

养成说明：详见本书

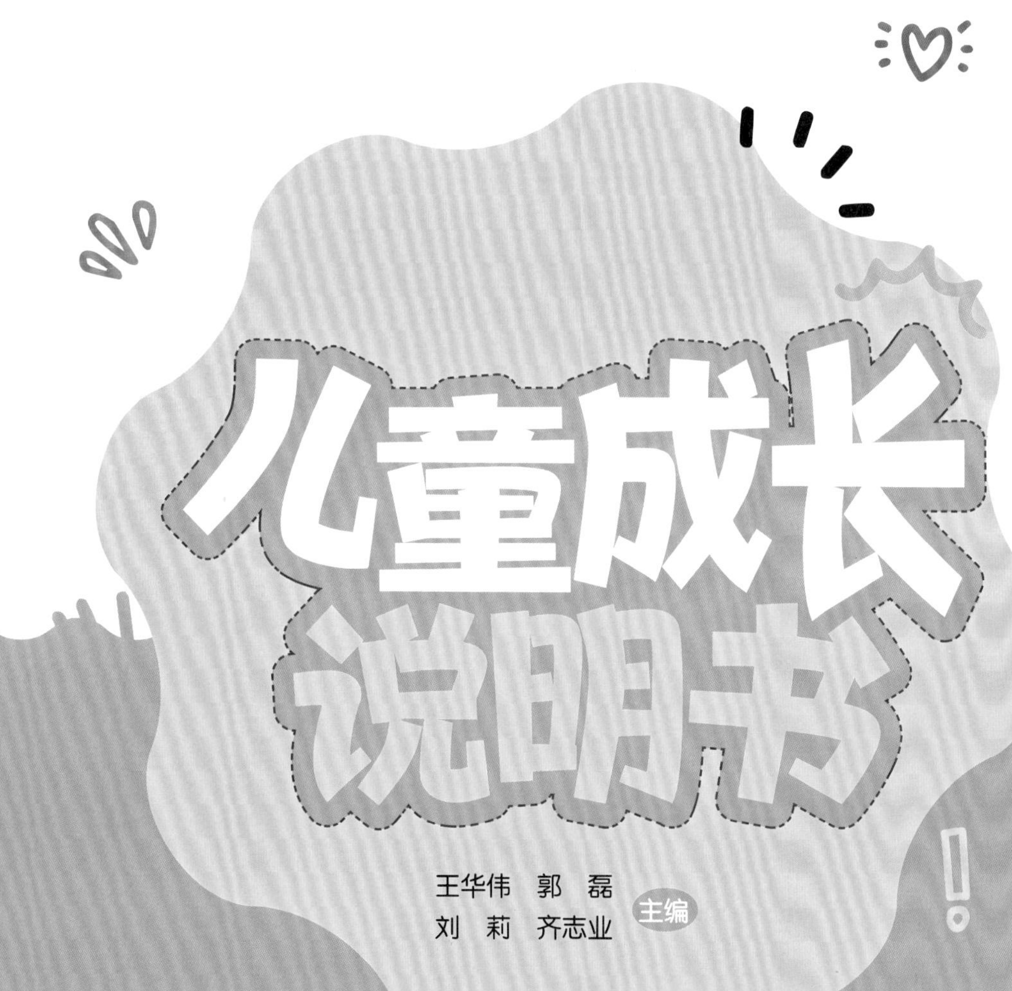

儿童成长说明书

王华伟　郭　磊
刘　莉　齐志业　主编

YNK 云南科技出版社
·昆明·

图书在版编目（CIP）数据

儿童成长说明书 / 王华伟等主编 . -- 昆明 : 云南科技出版社 , 2024.4
ISBN 978-7-5587-5582-8

Ⅰ . ①儿… Ⅱ . ①王… Ⅲ . ①儿童—生长发育 Ⅳ . ① R179

中国国家版本馆 CIP 数据核字 (2024) 第 079144 号

儿童成长说明书

ERTONG CHENGZHANG SHUOMINGSHU

王华伟　郭　磊　刘　莉　齐志业　主编

出 版 人：温　翔
责任编辑：汤丽鋆
封面设计：长策文化
责任校对：秦永红
责任印制：蒋丽芬

书　　号：ISBN 978-7-5587-5582-8
印　　刷：昆明亮彩印务有限公司
开　　本：787mm × 1092mm　1/16
印　　张：18
字　　数：233 千字
版　　次：2024 年 4 月第 1 版
印　　次：2024 年 4 月第 1 次印刷
定　　价：68.00 元

出版发行：云南科技出版社
地　　址：昆明市环城西路 609 号
电　　话：0871-64120740

编委会名单

主　编： 王华伟（昆明医科大学第一附属医院）
郭　磊（昆明市儿童医院）
刘　莉（昆明市儿童医院）
齐志业（昆明医科大学第一附属医院）

副主编： 李　檬（昆明医科大学第一附属医院）
何　苗（昆明医科大学第一附属医院）
熊晶晶（昆明医科大学第一附属医院）
张建英（昆明市儿童医院）
张钰清（昆明医科大学）

参　编： 龙艳喜（昆明医科大学第一附属医院）
徐　丽（昆明医科大学）
田治花（昆明医科大学）
胥会会（昆明医科大学）

前　言

儿童生长发育的过程呈现个体差异性，如何正确看待和处理这种差异性是每一位宝爸宝妈面临的挑战。

伴随宝宝的出生，宝爸宝妈要面对的第一个问题就是如何养好宝宝。要想养好宝宝，宝爸宝妈首先要了解宝宝的身体特征和基本健康知识。只有了解了宝宝身体各部位的结构、功能及其发育特点，宝爸宝妈才能对宝宝的健康做好科学管理。例如，通过了解宝宝的骨骼特点，宝爸宝妈就能够认识到翻身、坐、爬、站立、行走每一个动作的实现都有自己的时间节点，不可急于求成；通过掌握宝宝呼吸系统的发育特点，宝爸宝妈就能帮助宝宝养成良好的生活习惯，让其呼吸系统“运行”得更顺畅。

关注宝宝在不同阶段的生长发育规律和特点也是做好宝宝健康管理的基础。0～6岁的宝宝还不能准确地表达自己的需求和不适，这就要求宝爸宝妈充分了解宝宝的生长发育规律和各阶段应当实现的成长目标。如果宝宝生长发育情况与参考标准偏差较大，宝爸宝妈就要及时找出问题所在，帮助宝宝回归到健康的成长轨迹中来。

在宝宝的成长过程中，如何保证宝宝的营养也是宝爸宝妈最为重视的。本书不仅阐述了宝宝对营养的需求，还介绍了科学喂养的方法，告诉宝爸宝妈既能满足宝宝的营养需求，又不会让宝宝长成小胖墩的好办法。

本书还介绍了在儿童生长发育过程中可能遇到的各种常见疾病的病

因、症状和防治方法，让宝爸宝妈掌握科学方法，从容应对宝宝生病的情况。做好免疫接种工作也是保证宝宝健康成长的重要措施。本书详细讲述了6岁之前宝宝要接种的疫苗以及疫苗接种前、后的注意事项。

在编写本书的过程中，我们参考了儿科学领域前辈们的多项研究成果，在此向前辈们表示深深的感谢。衷心希望《儿童成长说明书》能够帮助宝爸宝妈从容应对儿童成长发育过程中出现的各种挑战，不被育儿问题所困扰，让宝宝健康快乐地成长。由于编者水平有限，本书不足之处，恳请大家予以批评指正。

本书编写组

目录

01

儿童身体知识 / 1

05

儿童免疫接种 / 165

01

儿童身体知识

我国法律规定，**18岁以下的人群都是儿童**。但是，不同年龄阶段的儿童也有自己独特的称谓。

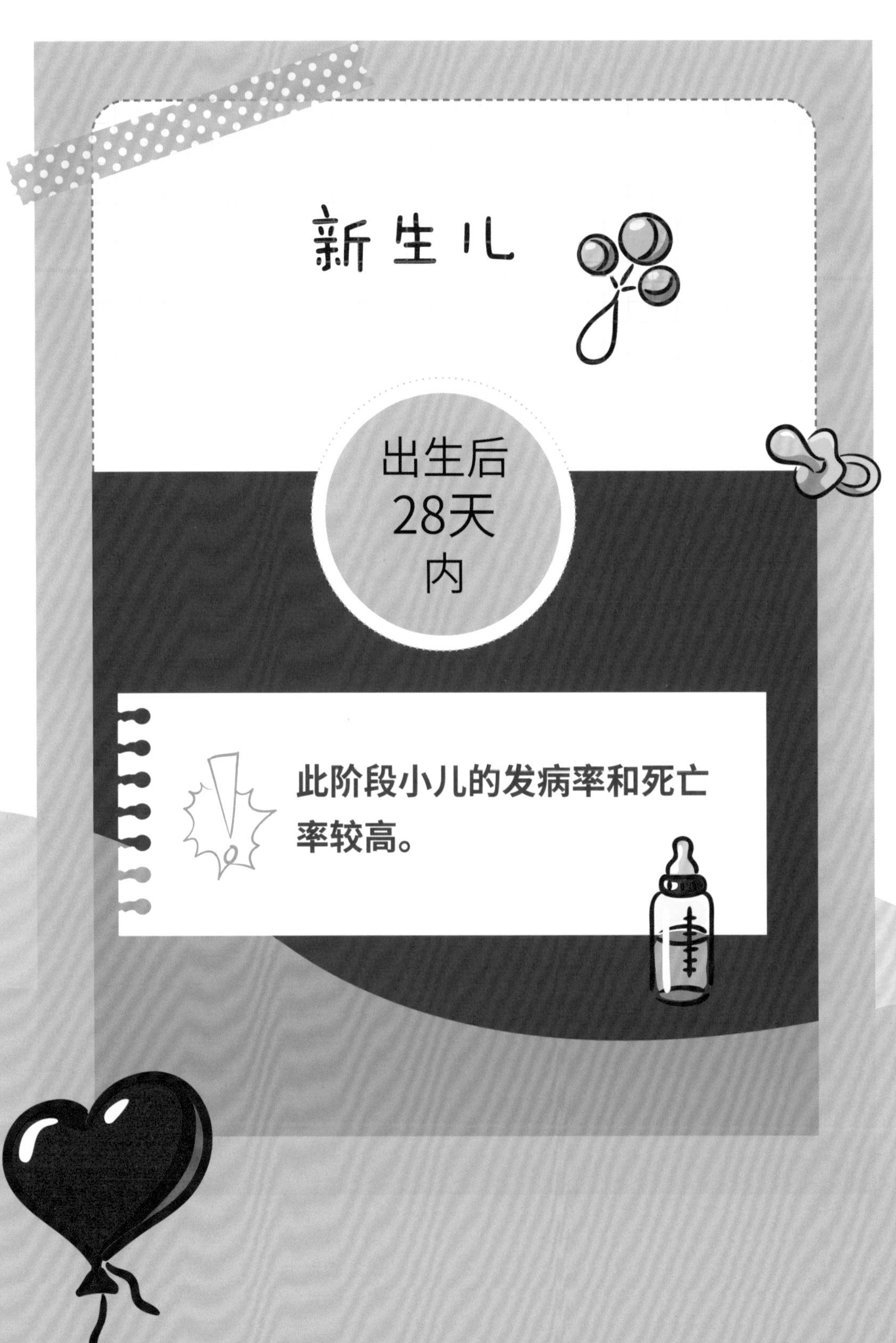
新生儿
出生后
28天
内
此阶段小儿的发病率和死亡率较高。

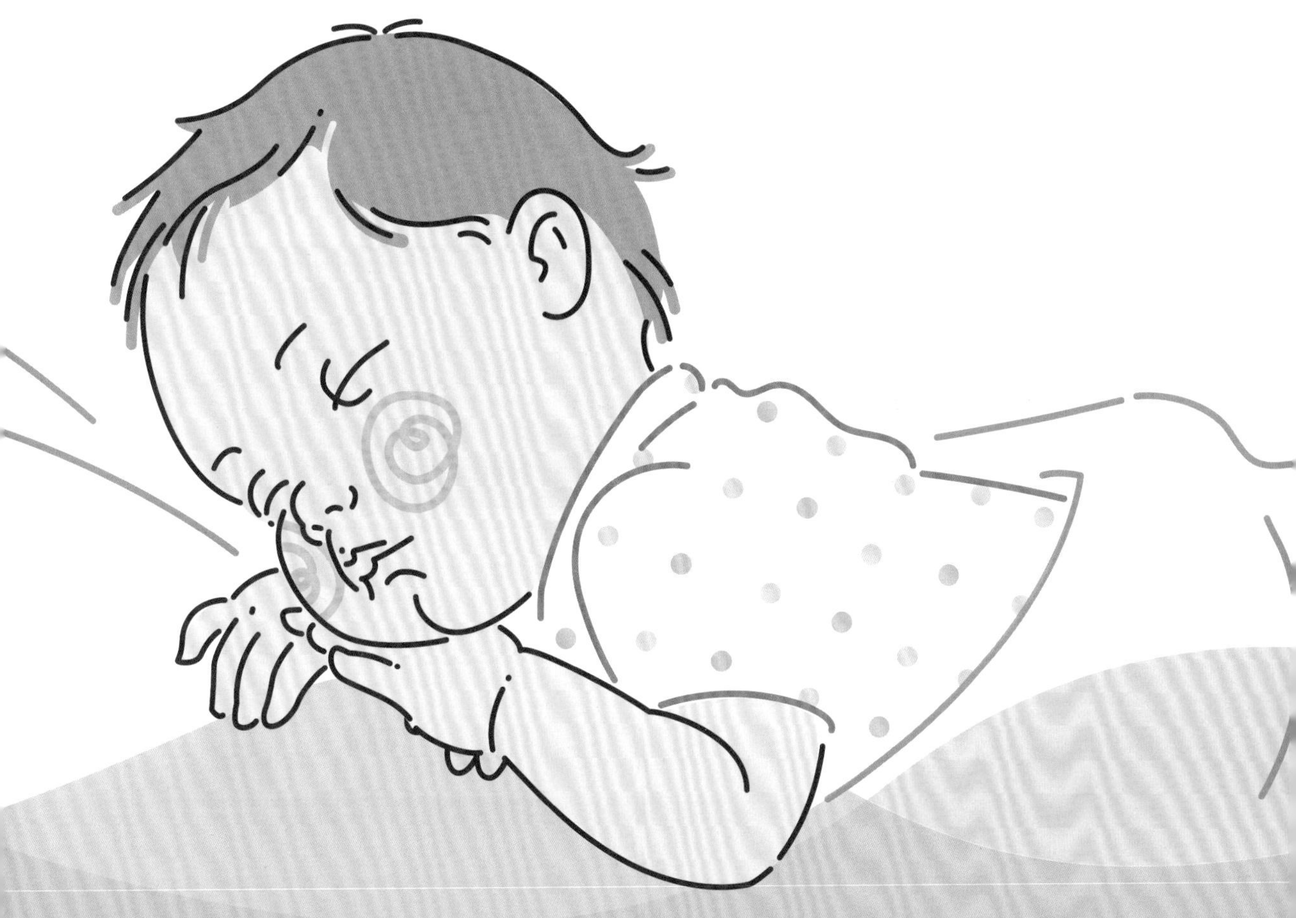

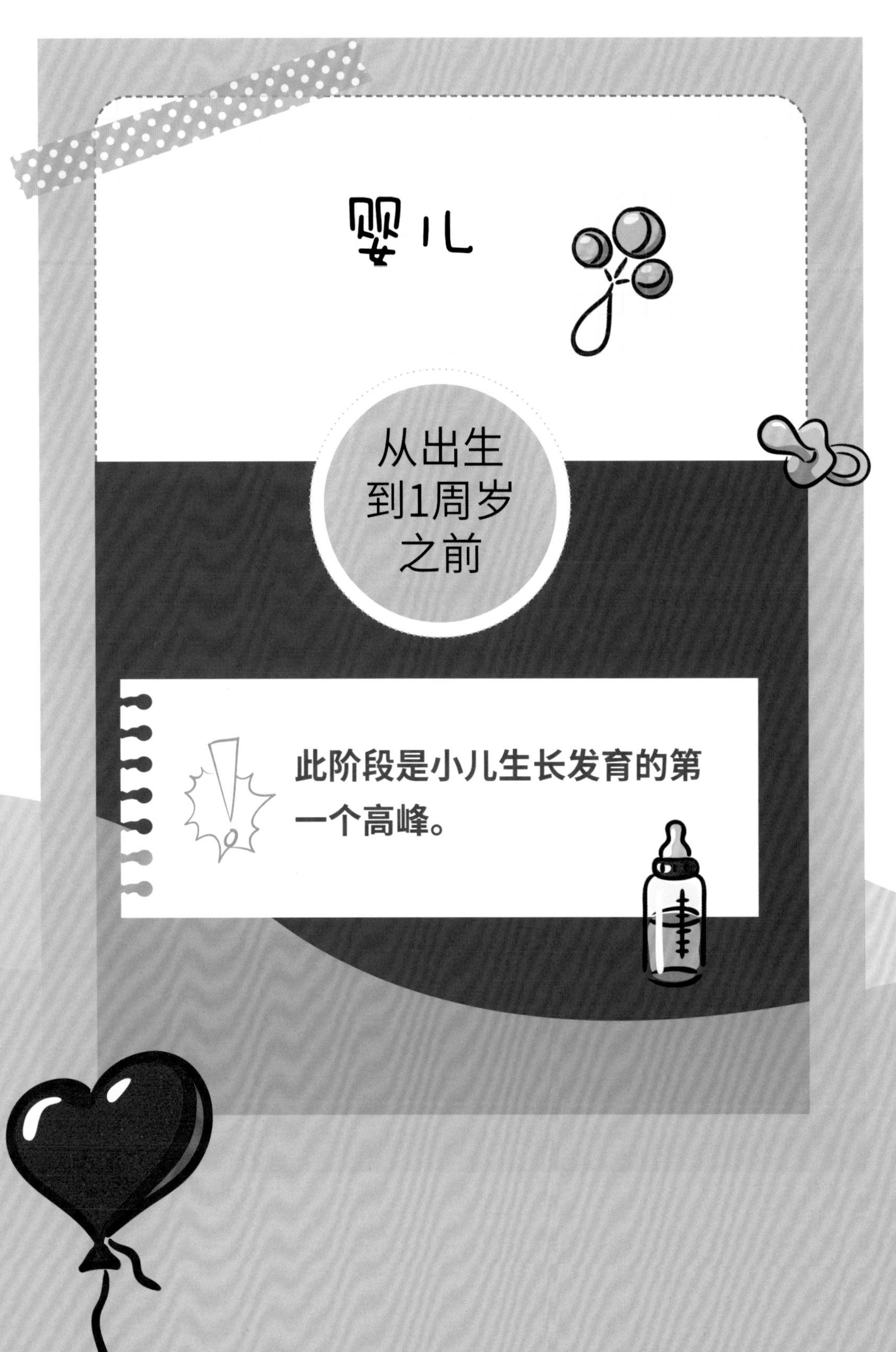
婴儿
从出生
到1周岁
之前
此阶段是小儿生长发育的第一个高峰。

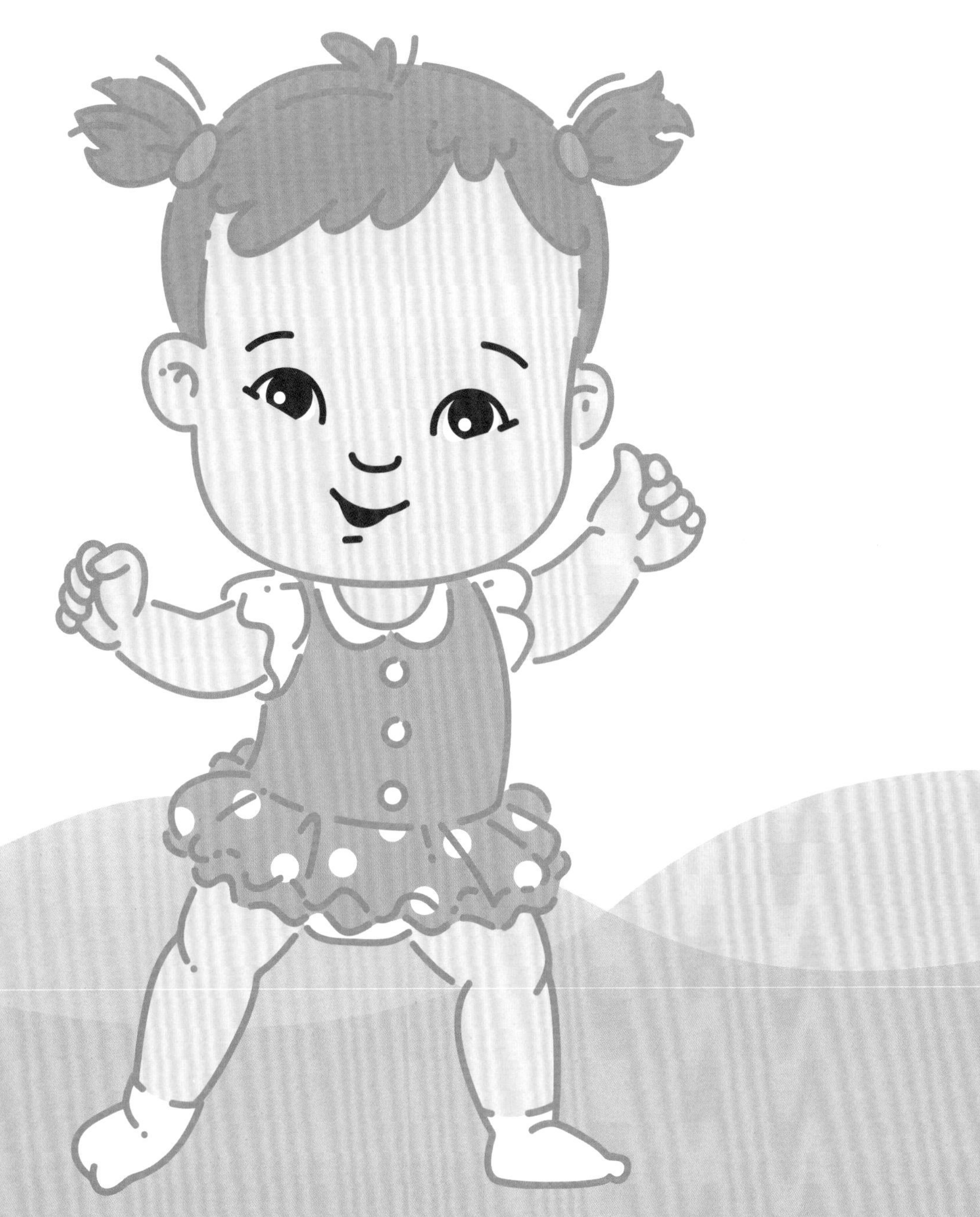

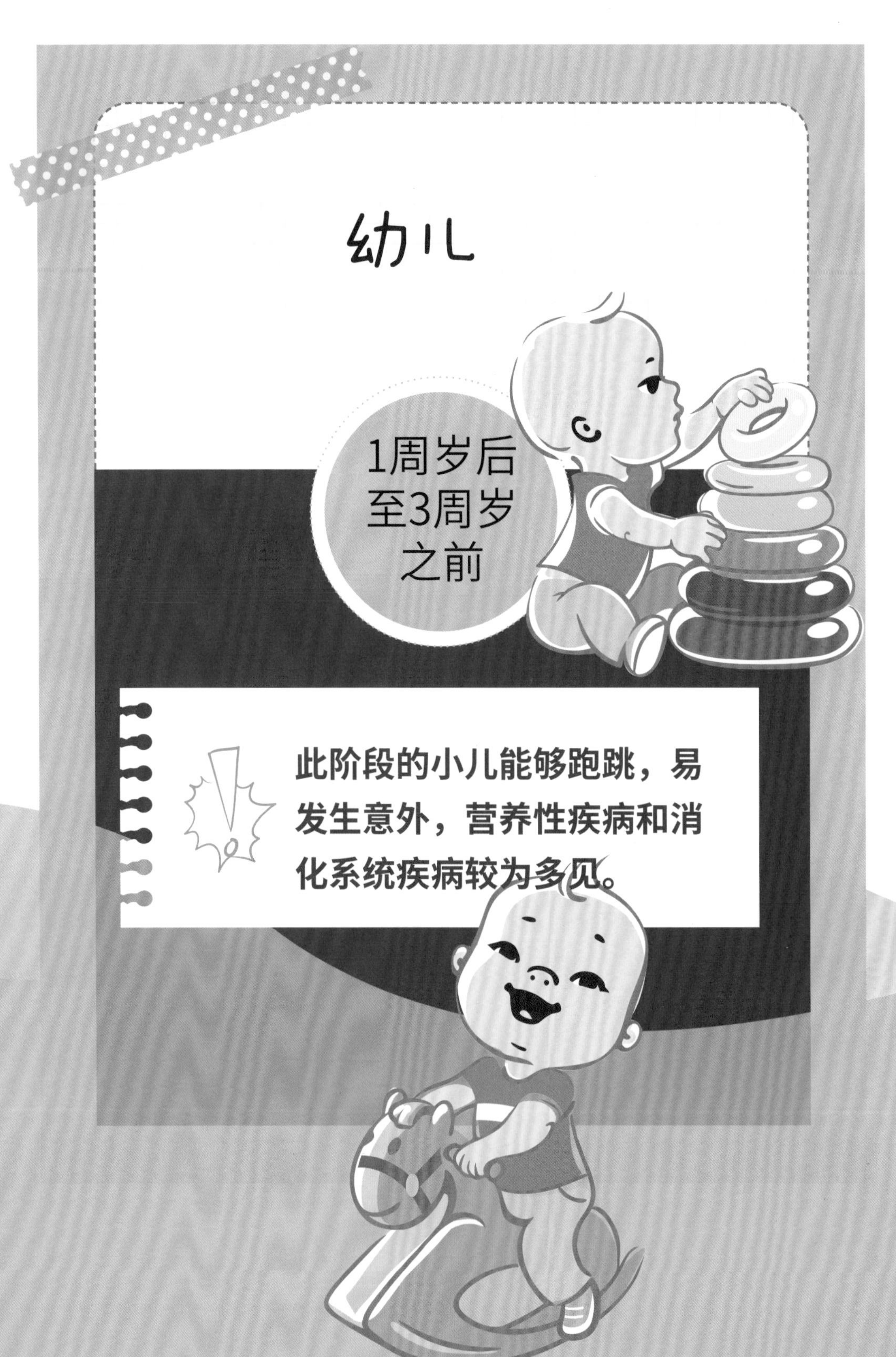
幼儿
1周岁后
至3周岁
之前
此阶段的小儿能够跑跳，易
发生意外，营养性疾病和消
化系统疾病较为多见。

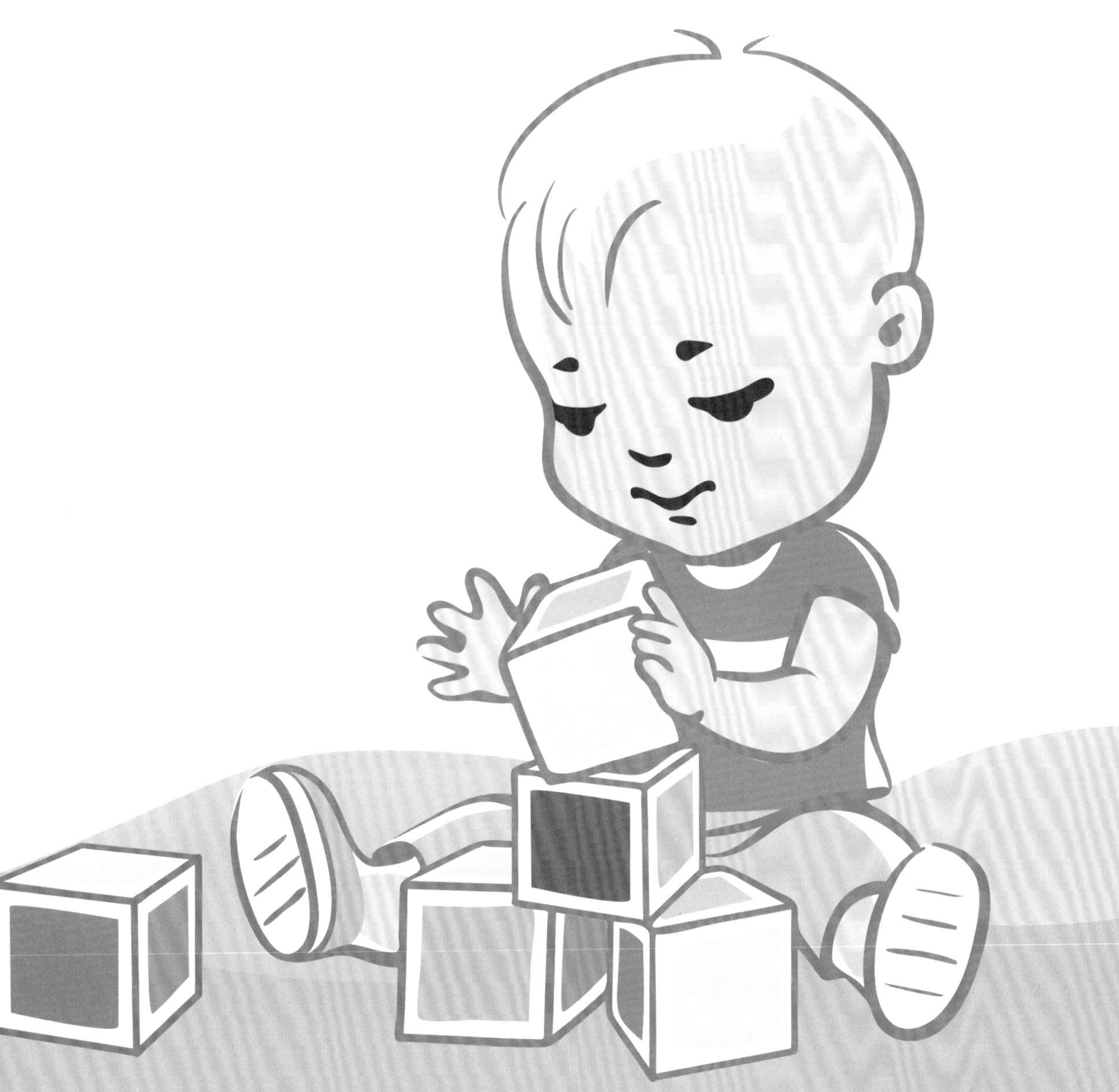

学龄前儿童

3周岁后
至入小学前
（6～7岁）

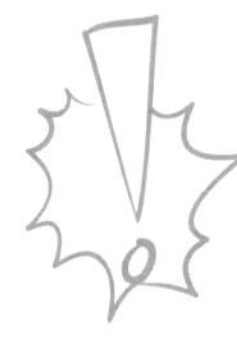

此阶段的儿童智力发育非常快，是其性格形成的关键时期。

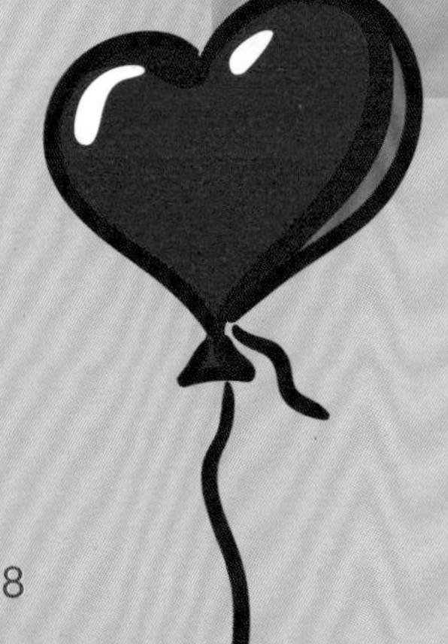

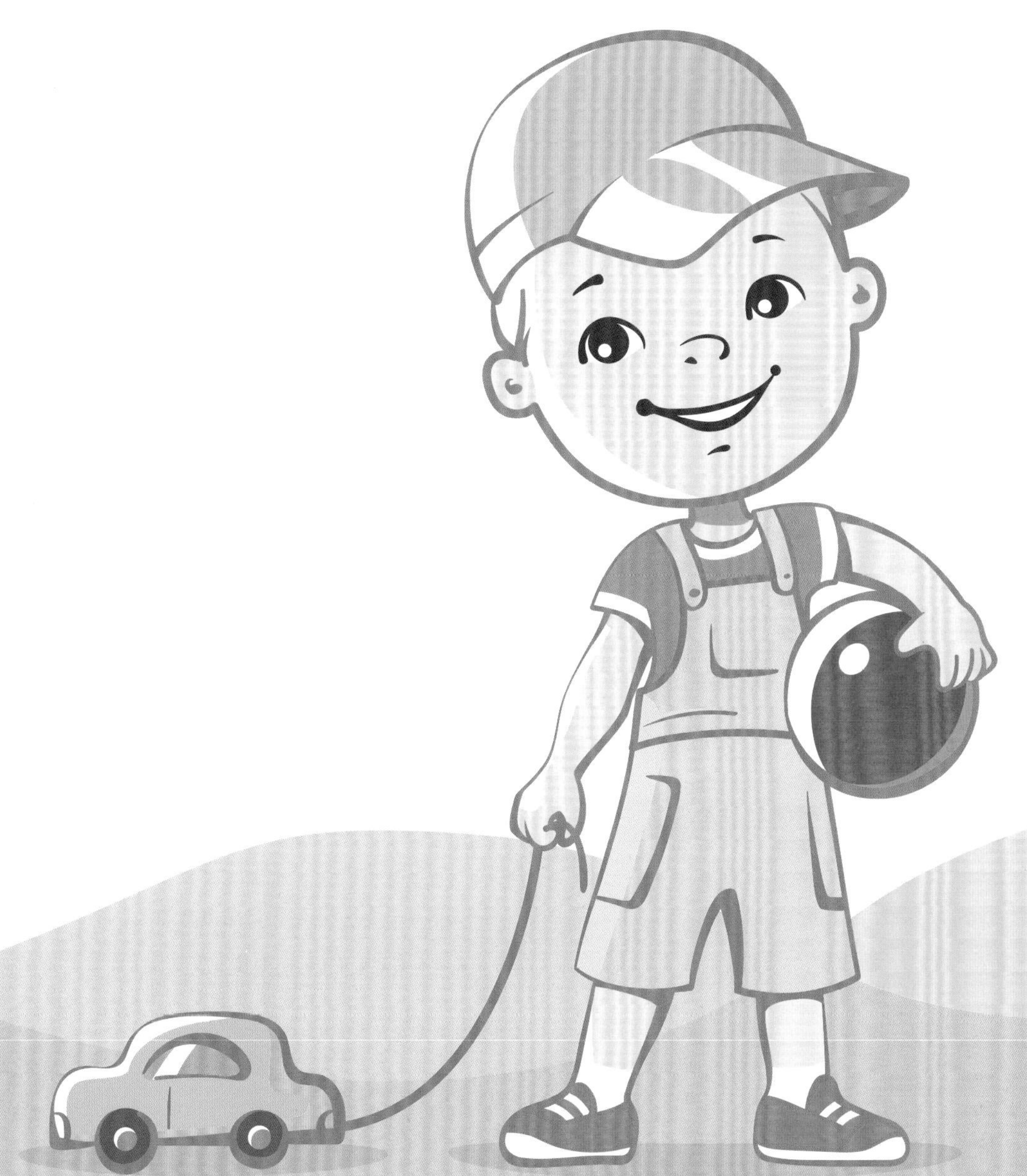

学龄儿童

（小学时期）

从入小学起（6～7岁）到进入青春期前（女生12岁，男生13岁）

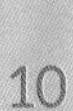

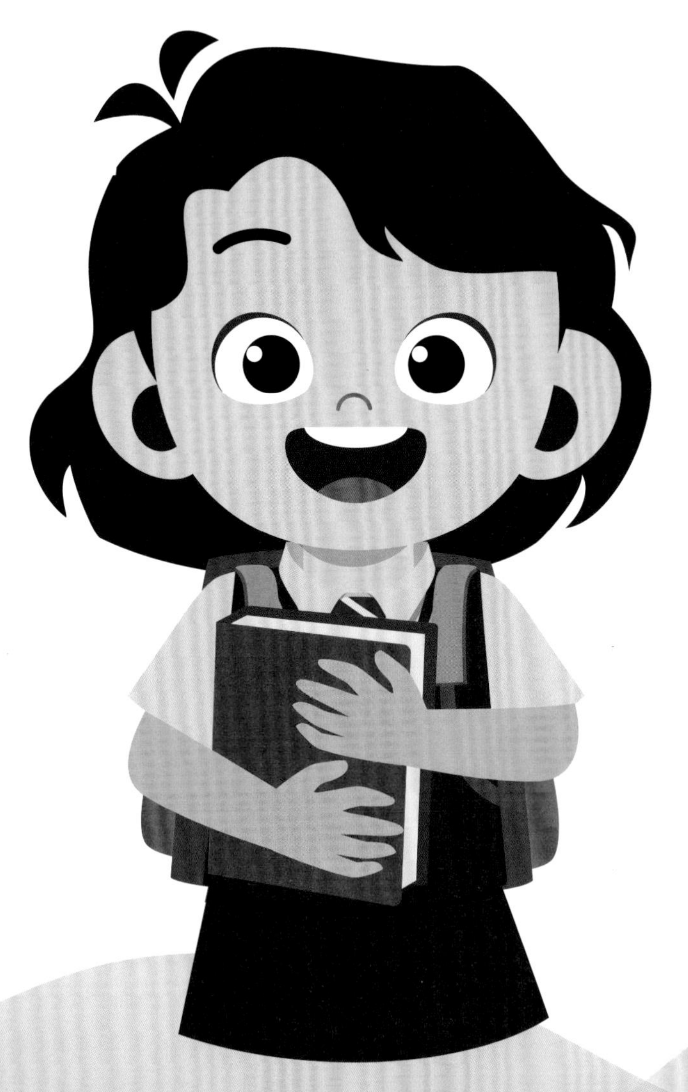

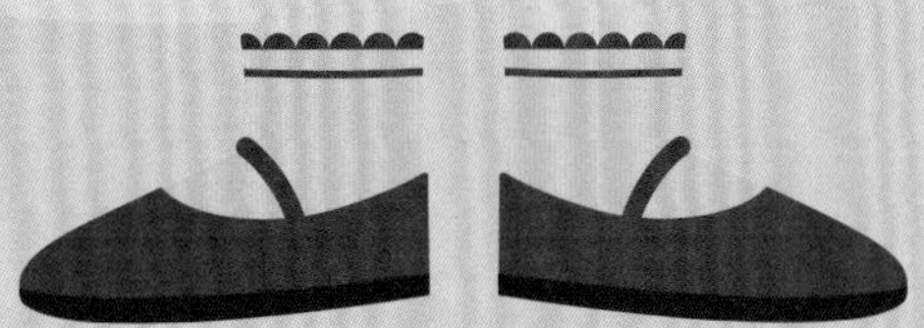

青春期

女生：
12～18岁
男生：
13～20岁

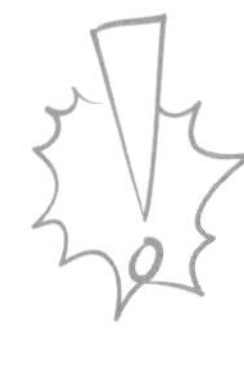

此阶段是儿童体格发育的第二个高峰，此期生殖系统发育成熟，第二性征出现。

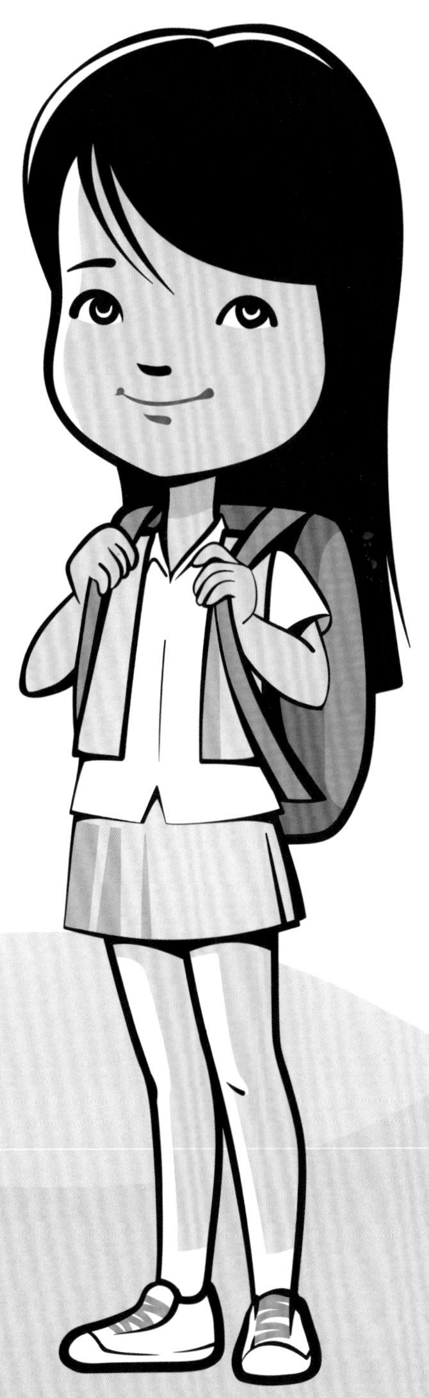

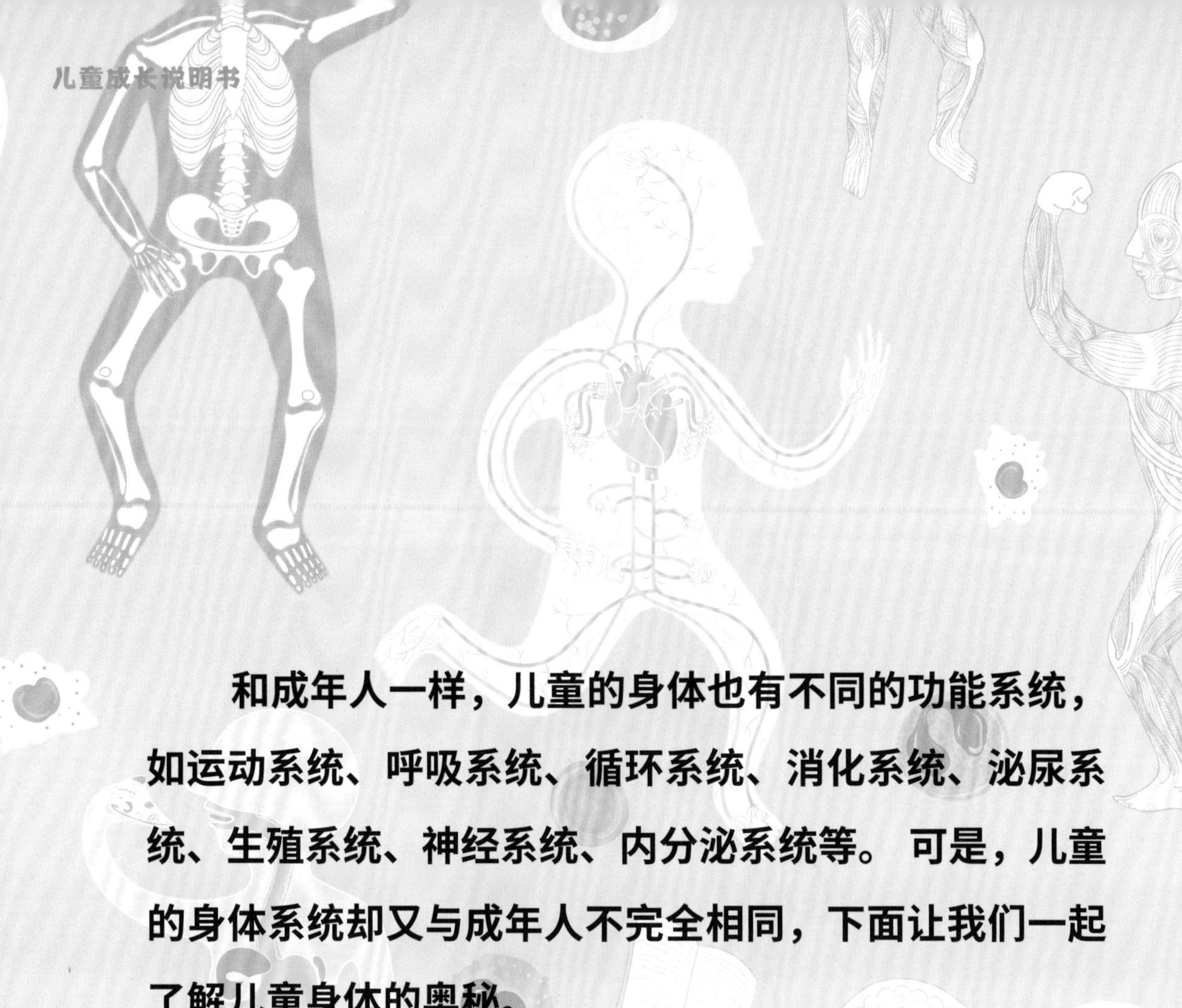

和成年人一样，儿童的身体也有不同的功能系统，如运动系统、呼吸系统、循环系统、消化系统、泌尿系统、生殖系统、神经系统、内分泌系统等。可是，儿童的身体系统却又与成年人不完全相同，下面让我们一起了解儿童身体的奥秘。

第一章

儿童的运动系统

儿童运动系统的特点

人体的运动系统主要包括**骨骼、肌肉（骨骼肌）和关节**。

骨骼

儿童骨骼的特点

骨骼是运动系统的一部分，保护内脏、支撑身体是它的主要功能。除此之外，在婴幼儿时期，骨骼还兼具造血的功能。

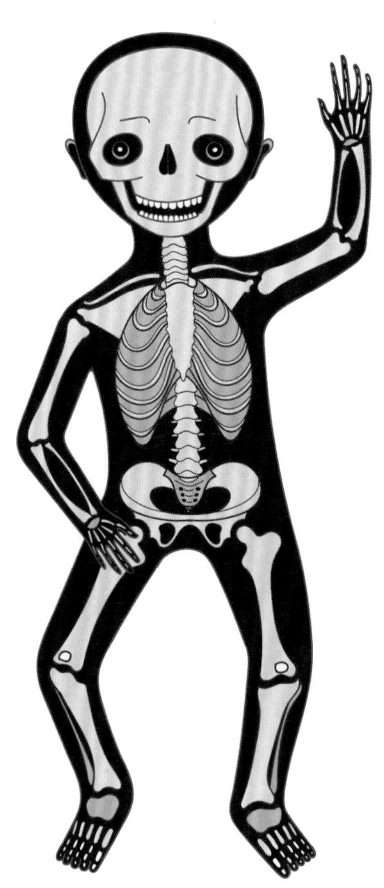

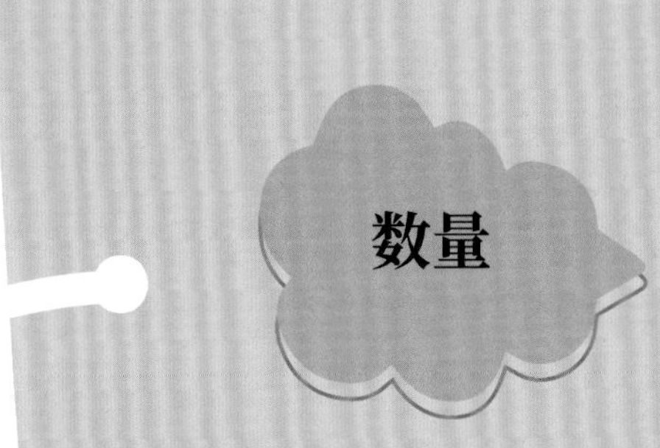

数量

在数量上，**儿童有217～218块骨头**，比成人多11～12块。

为啥儿童的骨头数量与成年人不同呢？

孩子刚出生时，有些骨头之间是以软骨相连接的，随着孩子的生长发育，这些软骨会逐渐消失，几块骨头融合成1块。

儿童“多余”的骨头都在哪里呢？

儿童有**5块骶骨** 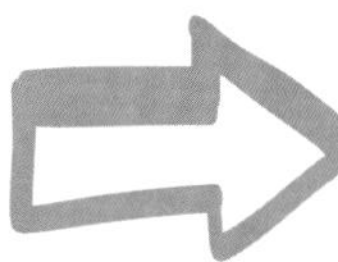 长大后**融合成1块**

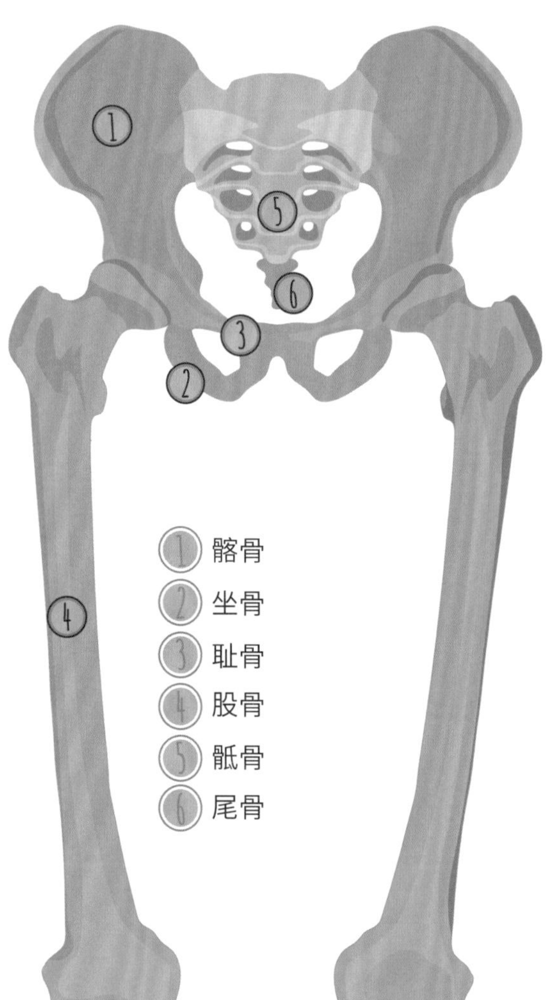

儿童的**尾骨**有**4～5块**

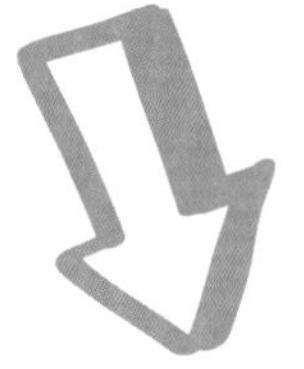

长大后**融合成1块**

儿 童 的 **2 块 髂 骨**、**2块坐骨**和**2块耻骨**

长大后**融合成2块髋骨**

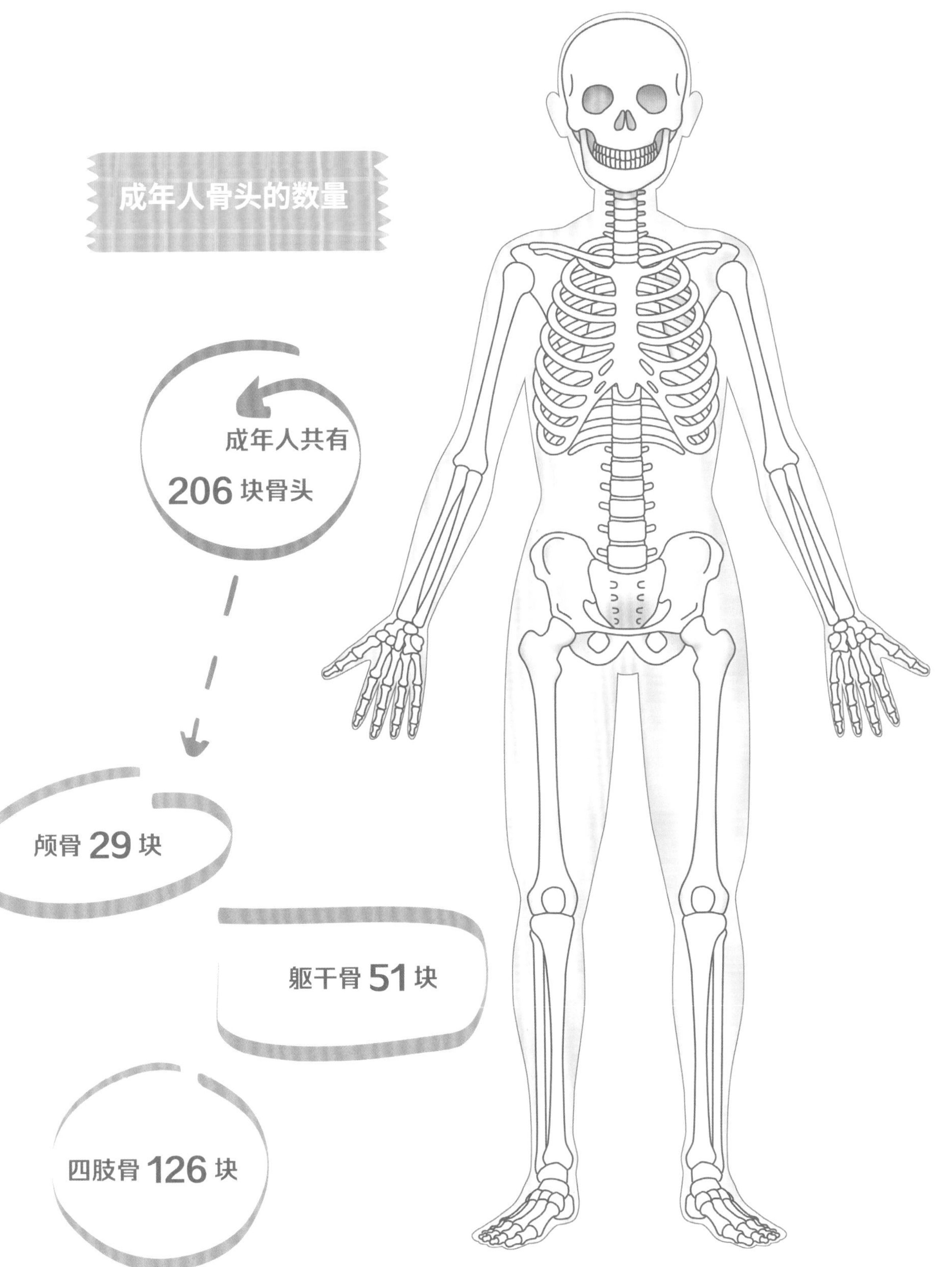
成年人骨头的数量
成年人共有
206 块骨头
颅骨 29 块
躯干骨 51 块
四肢骨 126 块

在成分上，儿童骨骼中有机物含量较多，无机盐含量较少。无机盐含量越高骨头越坚硬，因此儿童的骨骼**弹性大**、**韧性强**、**不易折断**，但硬度小、容易变形。

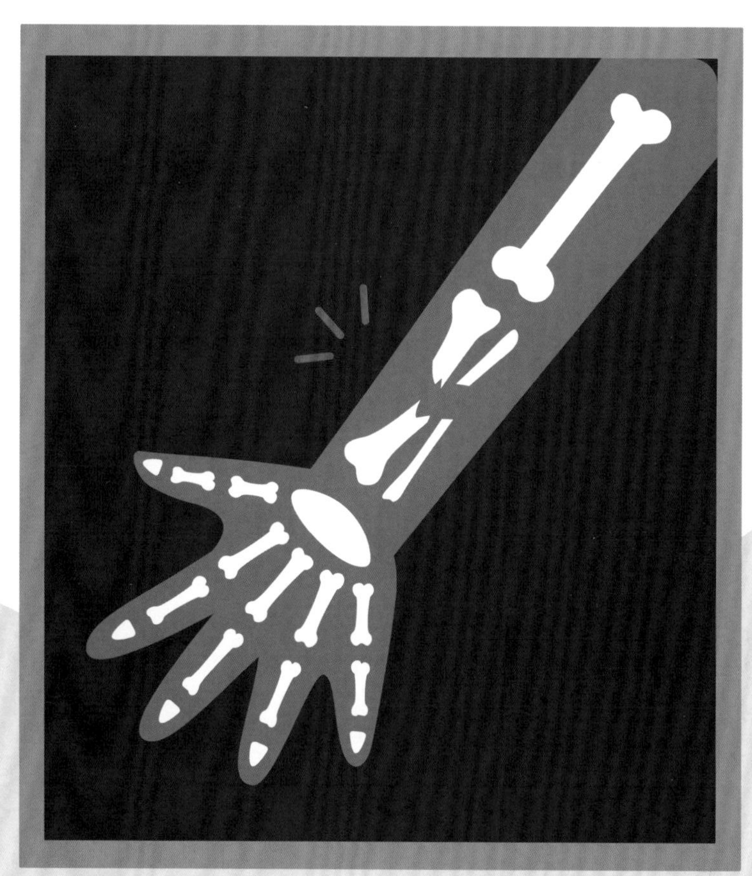

虽然儿童不易骨折，但是如果受到强力扭曲或猛烈撞击，仍会发生骨折。儿童骨折以青枝骨折多见（似植物的青嫩枝条，折而不断）。随着年龄的增长，骨骼内无机盐的含量逐渐增多，骨骼硬度也会逐渐增加。

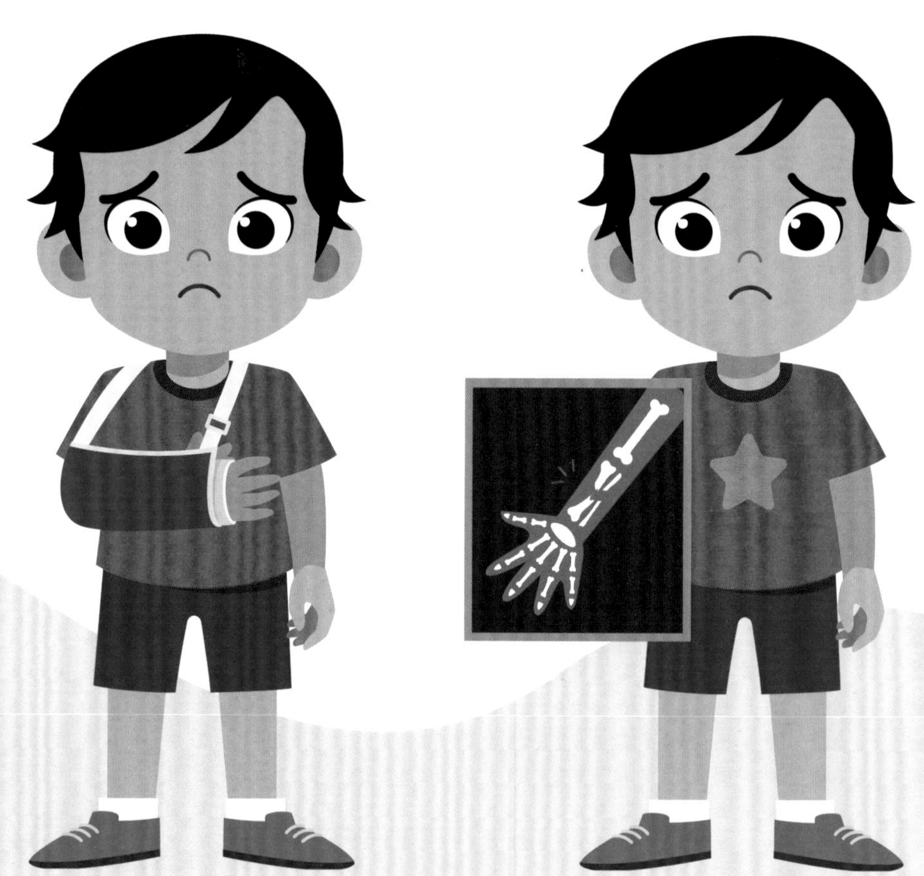

人体骨骼的成分
Ca
UC-II
P
Mg
D
人体骨骼主要由有机物和无机盐两类物质构成。

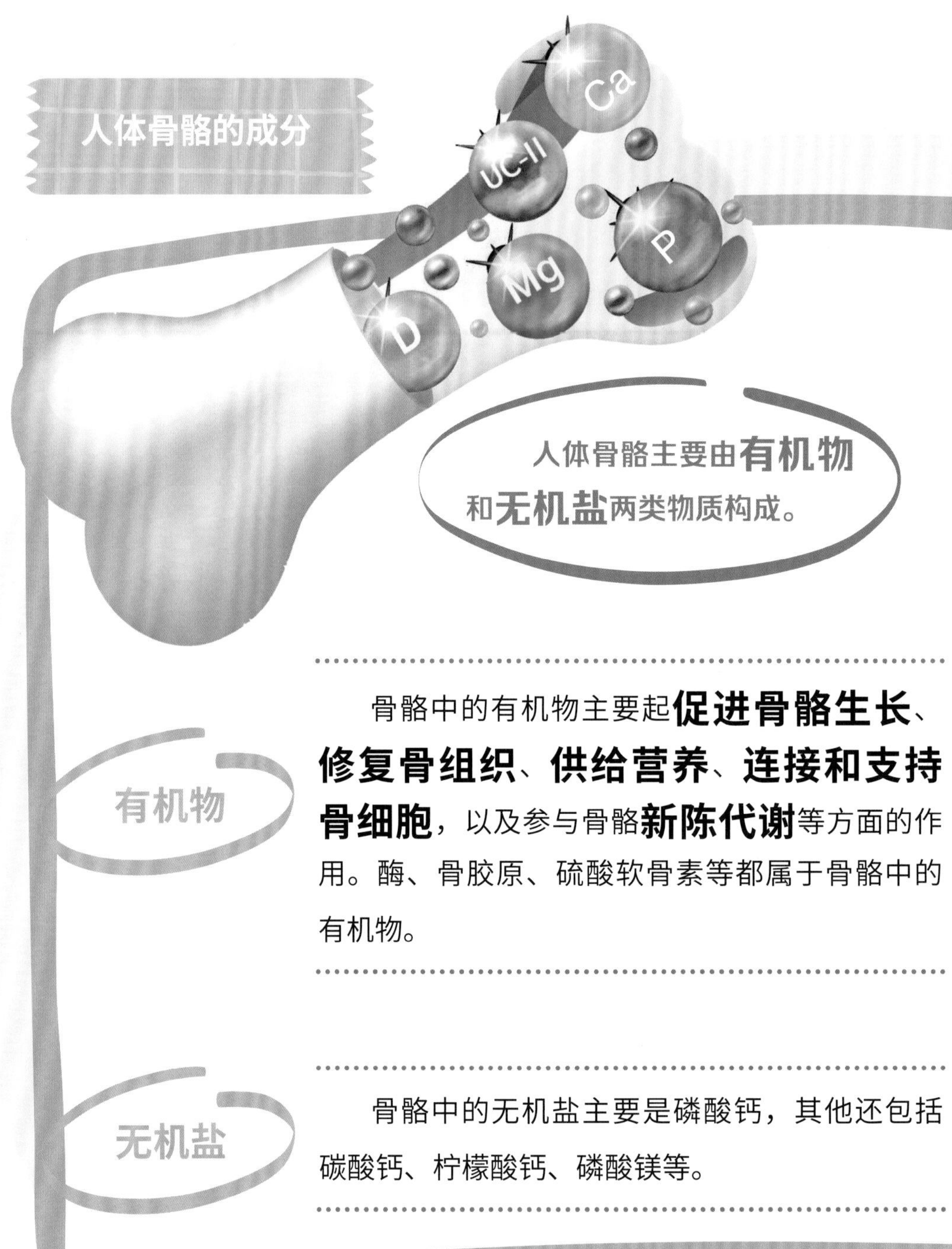

有机物

骨骼中的有机物主要起**促进骨骼生长、修复骨组织、供给营养、连接和支持骨细胞**，以及参与骨骼**新陈代谢**等方面的作用。酶、骨胶原、硫酸软骨素等都属于骨骼中的有机物。

无机盐

骨骼中的无机盐主要是磷酸钙，其他还包括碳酸钙、柠檬酸钙、磷酸镁等。

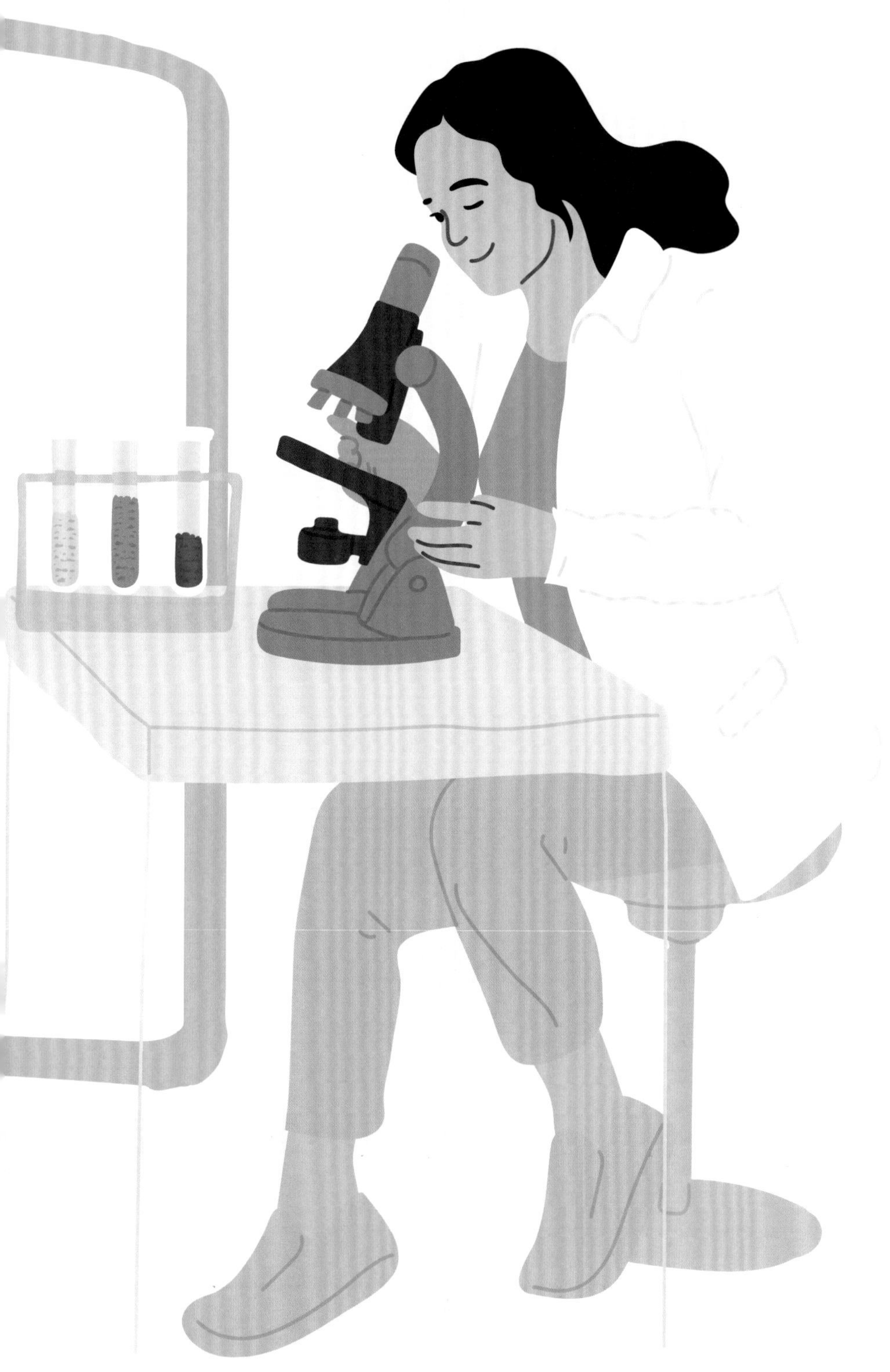

在结构上，儿童的**骨膜较厚且血管丰富，有利于骨骼的生长和修复**。5岁前幼儿的骨髓全部是红骨髓，骨骼造血功能强。5～7岁，红骨髓逐渐变成黄骨髓，骨骼逐步失去造血功能。

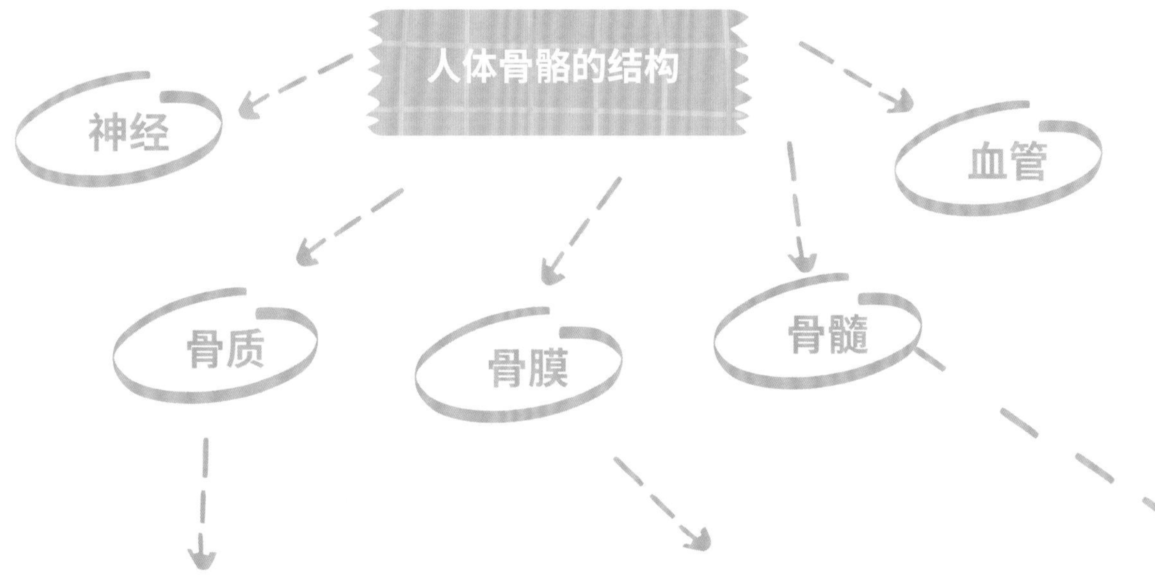

根据密度的不同，骨质分为骨密质和骨松质。前者质地坚硬，分布在骨骼表面；后者由交织的骨小梁排列而成。肉眼观察，骨松质含有大量孔隙，呈蜂窝状。

骨膜是坚固的结缔组织包膜，富含成骨细胞、血管和神经，对骨的营养、再生和感觉起重要作用。生长中的骨膜内层有成骨细胞整齐排列，对骨的生长（长长，增粗）和增生（断裂愈合）有重要作用。

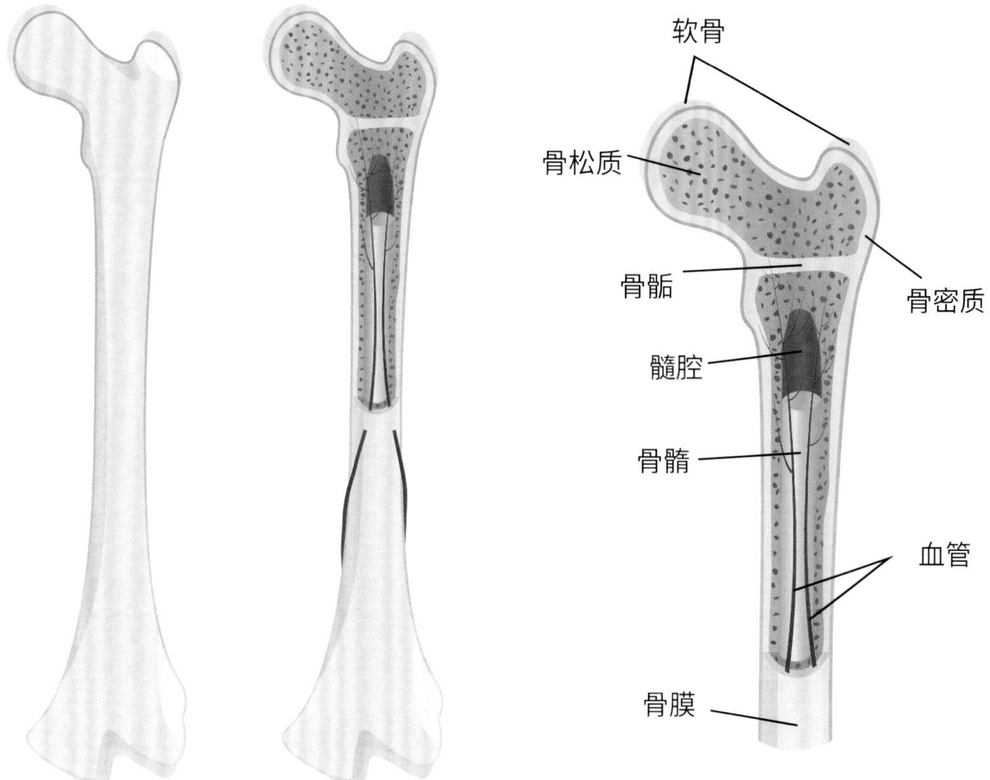

骨髓分为红骨髓和黄骨髓。红骨髓有造血功能，黄骨髓主要是脂肪组织。一般情况下，黄骨髓没有造血能力，但在慢性失血过多或重度贫血时，它可转化为红骨髓。临床上，医生根据骨髓穿刺的结果评估造血功能。

2. 骨骼的发育

颅骨

新生宝宝颅骨的骨化程度很低，**囟门**的闭合可以反映颅骨骨化的过程。

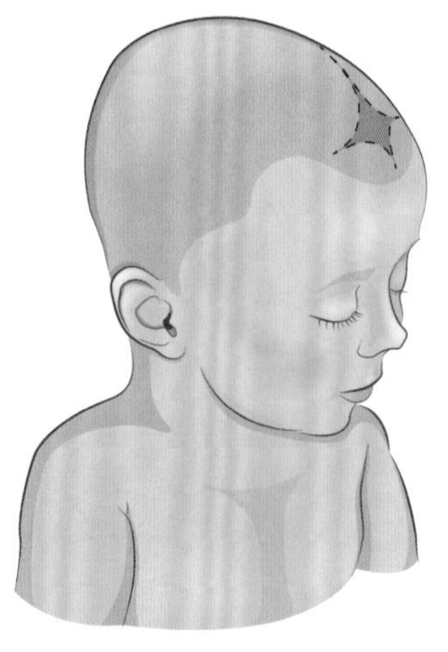

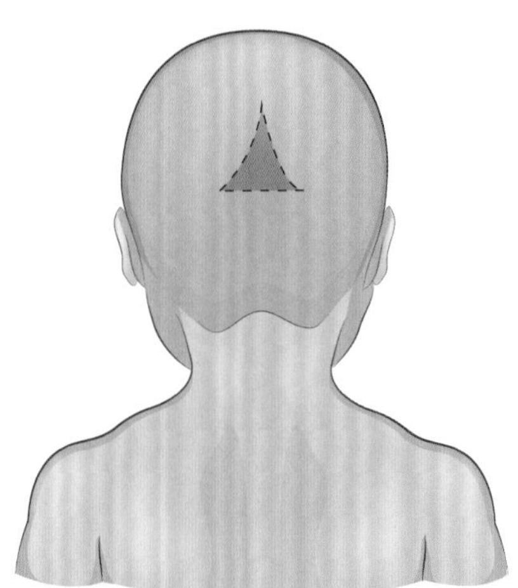

囟门是颅骨边缘彼此尚未连接，仅以结缔组织膜相连的部分。**囟门十分柔软**，前囟门呈菱形，在宝宝12～18月龄时闭合，而后囟门比前囟门小，在宝宝2～4月龄时闭合。

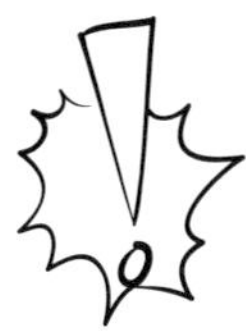

囟门闭合过早可见于脑容量小或小头畸形；囟门闭合过晚多见于佝偻病、脑积水、克汀病等情况。

胸骨是前胸正中狭长形的骨头。胸骨要到20～25岁才能闭合成为一个整体。

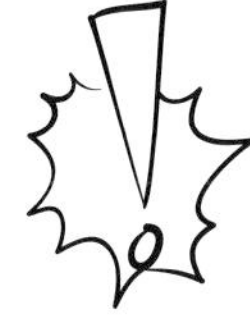

维生素 D 缺乏、呼吸系统疾病、不良体态等都会影响胸骨的发育，造成胸骨畸形。

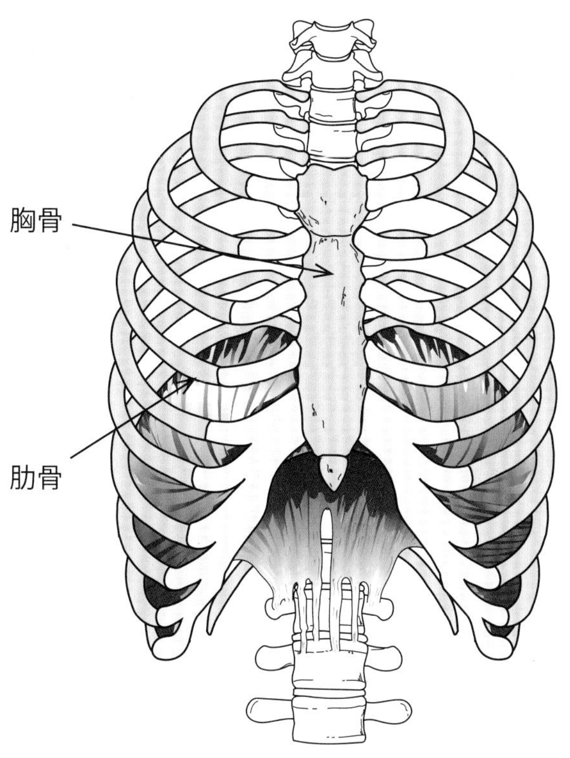

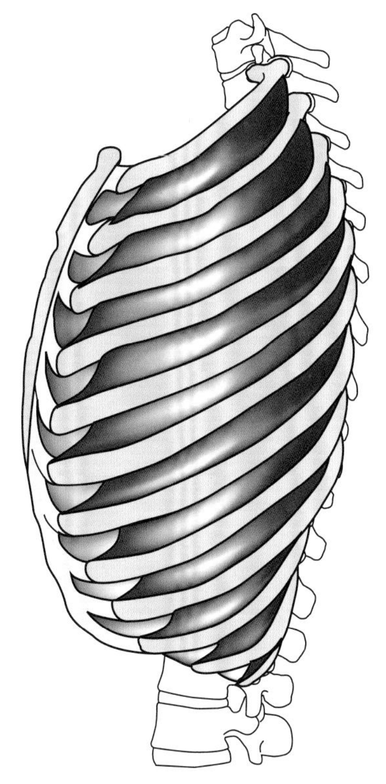

脊柱

人体的脊柱由多块椎骨相连而成，它是人体主要的支柱。从侧面看，人体的脊柱有4个生理性弯曲：**颈曲、胸曲、腰曲、骶曲**。这些弯曲可以增加脊柱的弹性，提升负重能力、缓冲外力、保护内脏和大脑。

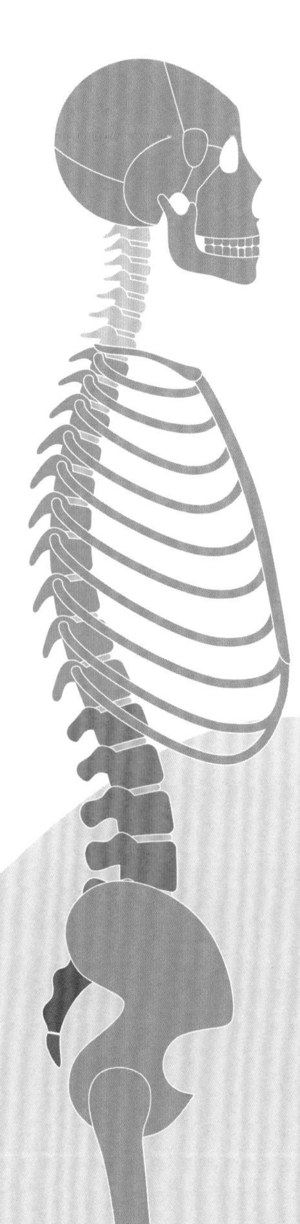

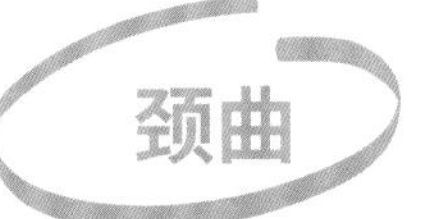

新生儿的颈椎处于屈曲状态。3月龄的宝宝抬头观察周围环境时，颈椎肌肉开始承受头部重量，同时也促使颈椎向前凸出以保持平衡。

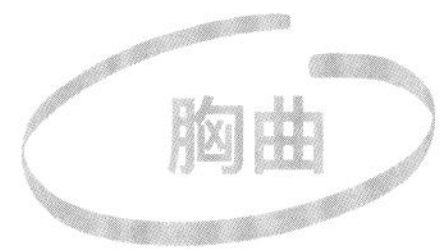

当6月龄的宝宝学会独坐，并逐渐学习爬、站立、行走的时候，胸肌和腹肌得到锻炼，肌肉力量增强，为了维持身体的平衡，胸椎向后弯曲形成胸曲。

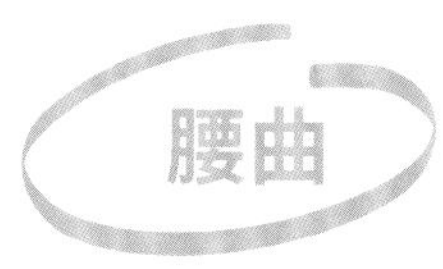

多数婴幼儿1岁左右可以走路，这时腰部承受的压力增大，腰部和背部肌肉力量增强，腰椎前凸形成腰曲。

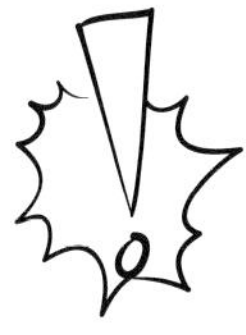

“小娃儿没腰杆”的意思也源于此，“没腰杆”不是说小孩真的没有腰，而是指小孩的腰还没有发育好。

综上可见，对应运动的实现与脊柱生理弯曲的形成有着紧密关系。

腕骨

幼儿**腕骨的发育也是逐渐进行的**。腕骨到13岁左右才能骨化完成，而掌骨和指骨在11岁左右骨化完成。

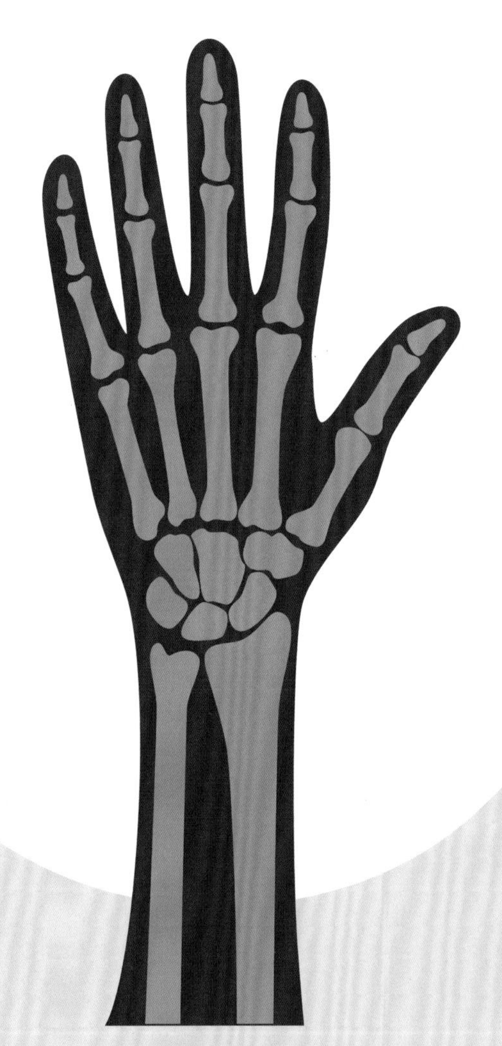

骨盆

骨盆由**骶骨**、**尾骨**和**髋骨**组成。幼儿的髋骨与成人的不同，并不是一块严丝合缝的骨头，而是由髂骨、坐骨和耻骨借助软骨连结而成。因此，幼儿骨盆也尚未定型。不良姿势和运动伤害有可能导致组成髋骨的骨头发生位置改变，进而影响骨盆的形状和功能。

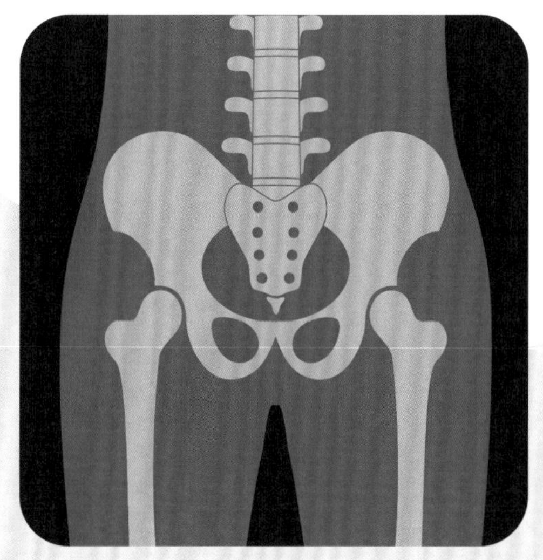

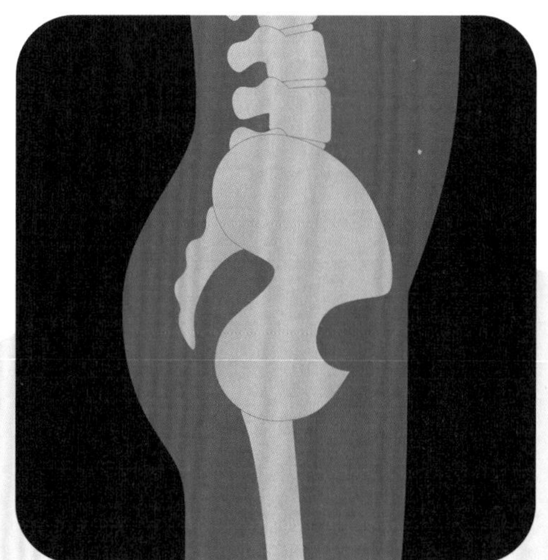

足骨

足骨由**跗骨、跖骨、趾骨**组成。跗骨和跖骨借助韧带连结形成足弓。足弓具有弹性，可以缓冲外力对身体和脑部产生的震动。此外，足弓还可以保护脚底的血管和神经免受压迫。从孩子学习站立和走路开始，足弓才逐渐形成，而维持足弓主要依赖韧带的强度和足底肌肉的力量。因幼儿足骨骨化不全、足底肌肉力量薄弱、韧带发育不完善，运动量过大或不足都容易导致足弓塌陷，形成扁平足。

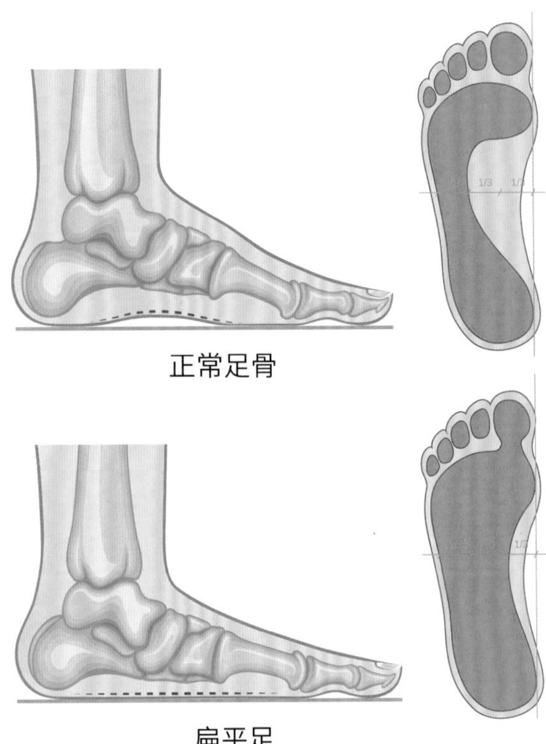

正常足骨

扁平足

肌肉（骨骼肌）

在结构上，幼儿的**肌肉娇嫩柔软**，**肌纤维纤细、间质组织较丰富、肌腱宽而短**。因此，幼儿的肌肉收缩力差。

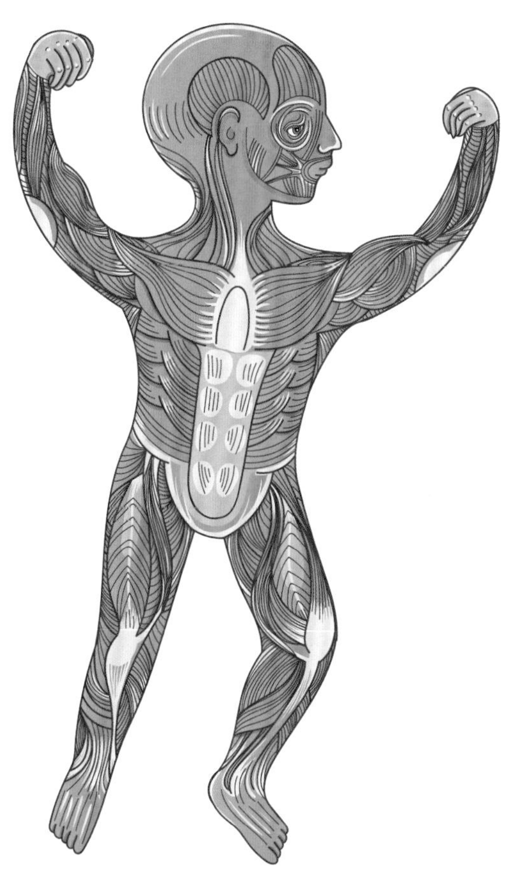

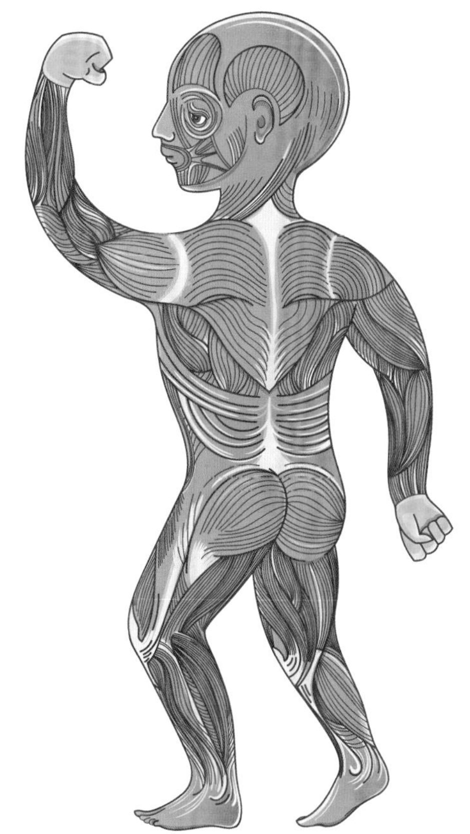

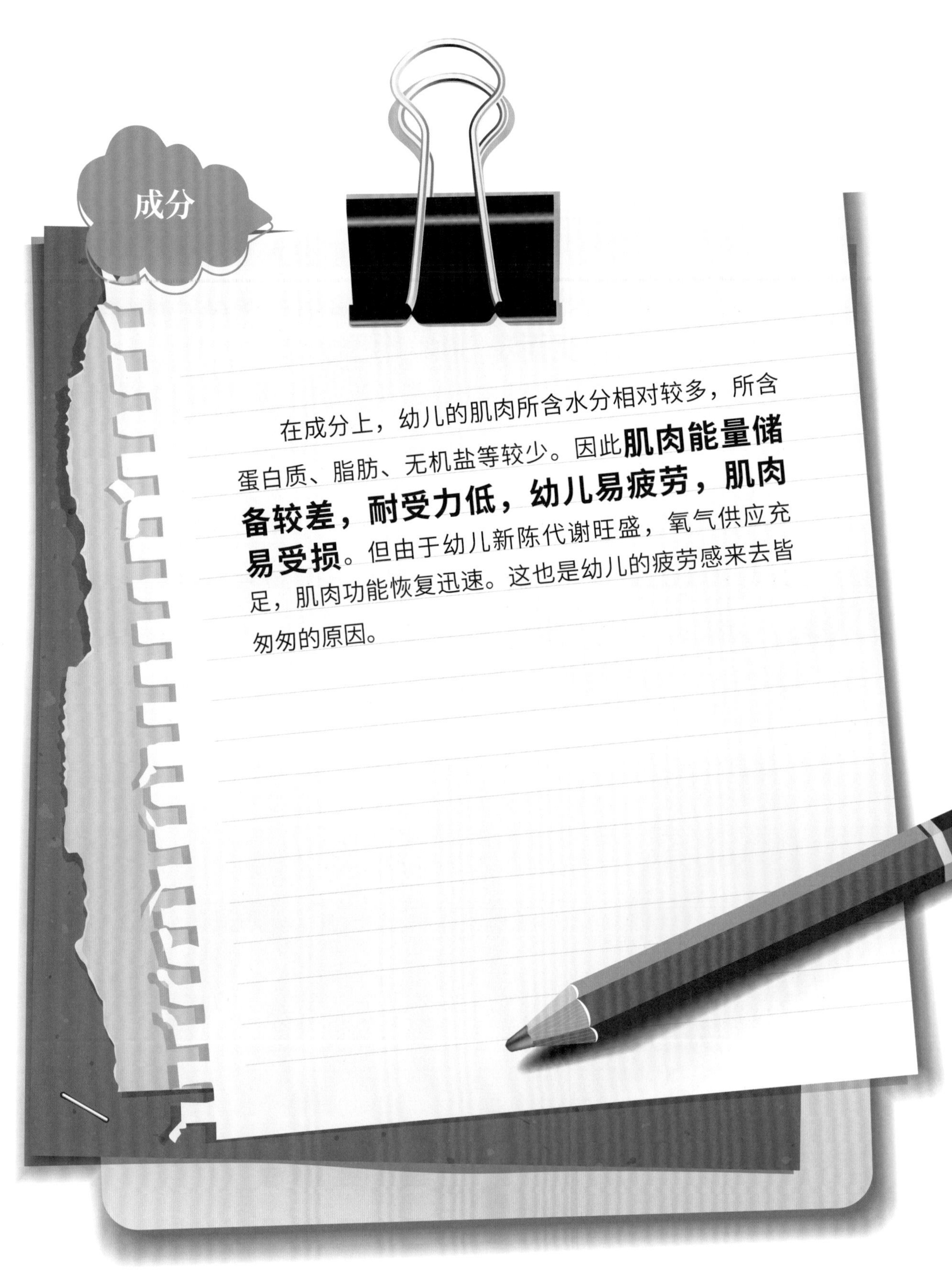

成分

在成分上，幼儿的肌肉所含水分相对较多，所含蛋白质、脂肪、无机盐等较少。因此**肌肉能量储备较差，耐受力低，幼儿易疲劳，肌肉易受损**。但由于幼儿新陈代谢旺盛，氧气供应充足，肌肉功能恢复迅速。这也是幼儿的疲劳感来去皆匆匆的原因。

在发育过程中，幼儿各肌肉群的发育是不均衡的。4岁的宝宝已经能跑会跳，但是要画出笔直的线条却很困难。这是两个方面的原因所致：

第一，幼儿各肌肉群的发育有各自的步调，发育的时间有早有晚，发育的节奏也不一致。

第二，肌肉运动与神经系统发育密切相关。因为幼儿的神经系统也还处于发育阶段，对骨骼肌的协调控制也不够精准，因此幼儿肌肉的协调性和灵活性都比较差。

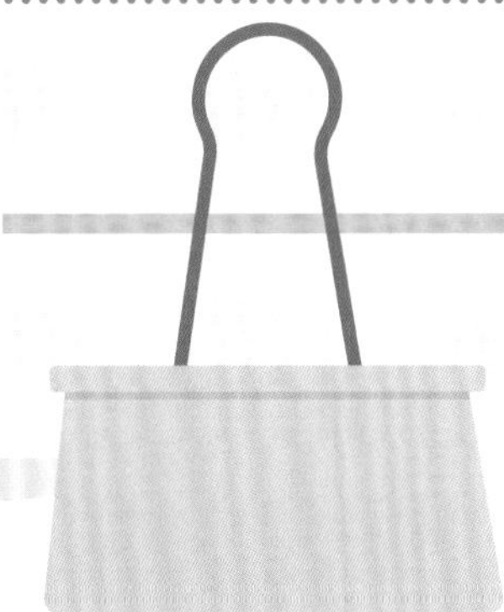

肌肉群发育的顺序：颈部和躯干的肌肉⇨四肢的大肌肉⇨四肢远端（手腕手指、脚踝脚趾）的小肌肉。

关节

幼儿的关节窝较浅、关节面软骨相对较厚，关节囊和韧带较松弛，因此幼儿的关节更灵活，活动范围更大。但是，由于幼儿肌肉纤维较长，再加上肌肉力量不足，幼儿关节的牢固性也较差，容易脱臼，特别是肘关节和髋关节。如果治疗不当，容易反复脱臼，即习惯性脱臼。

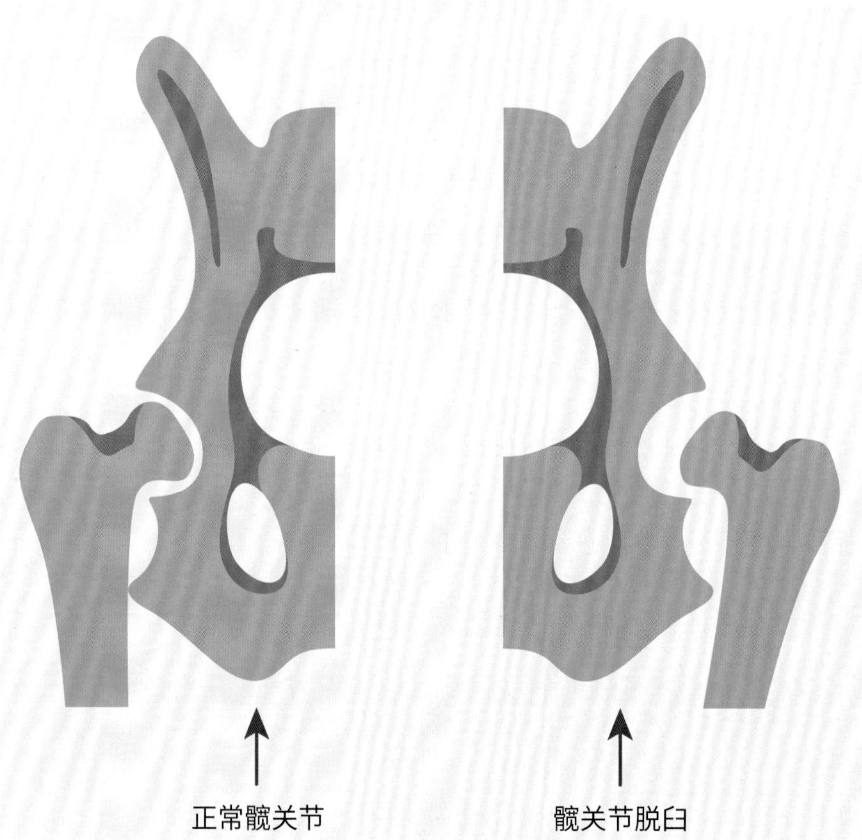

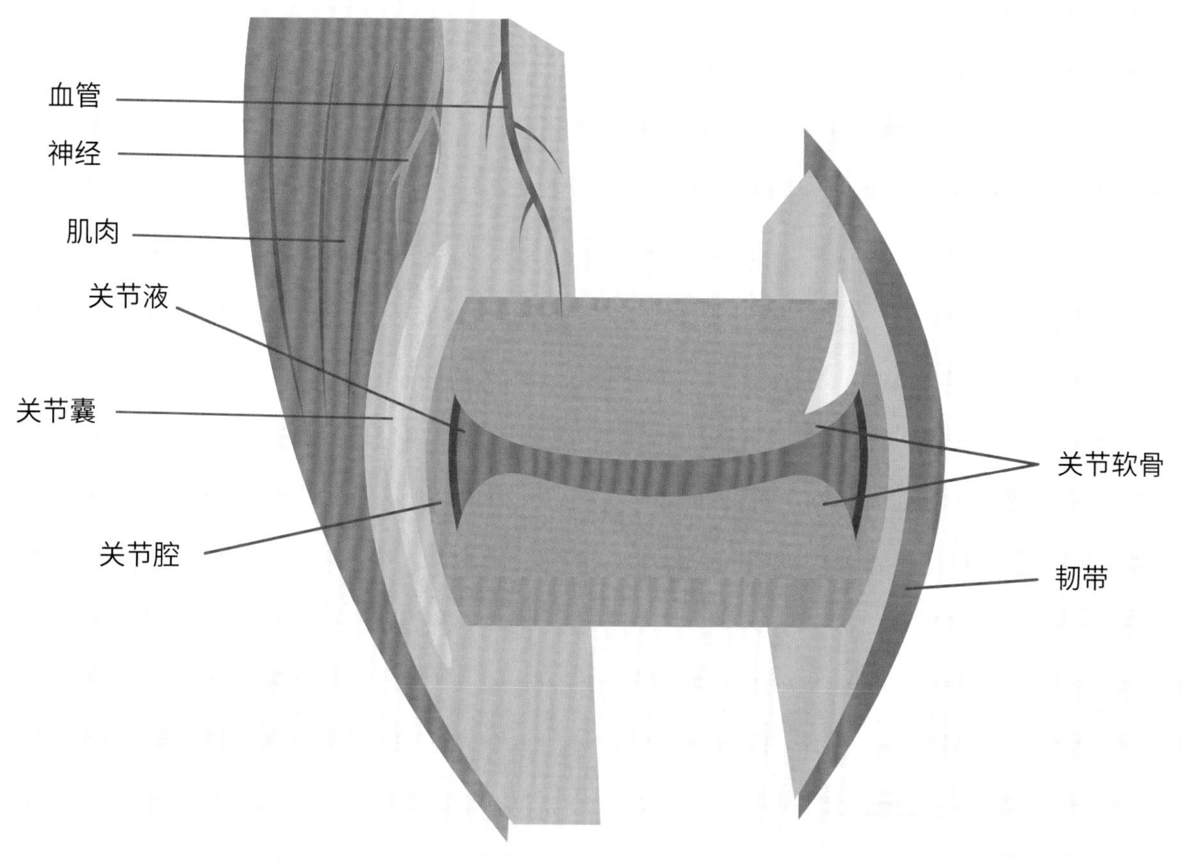
血管
神经
肌肉
关节液
关节囊
关节腔
关节软骨
韧带

骨骼健康这样做

站有站相，坐有坐相

我们已经知道不良的体态和错误的姿势将导致脊柱变形，影响脊柱的功能。因此，让孩子保持正确的站立、行走姿势和坐姿能够防止脊柱和胸廓变形，减少肌肉劳损。形成良好的体态，避免骨骼畸形对儿童发育至关重要。

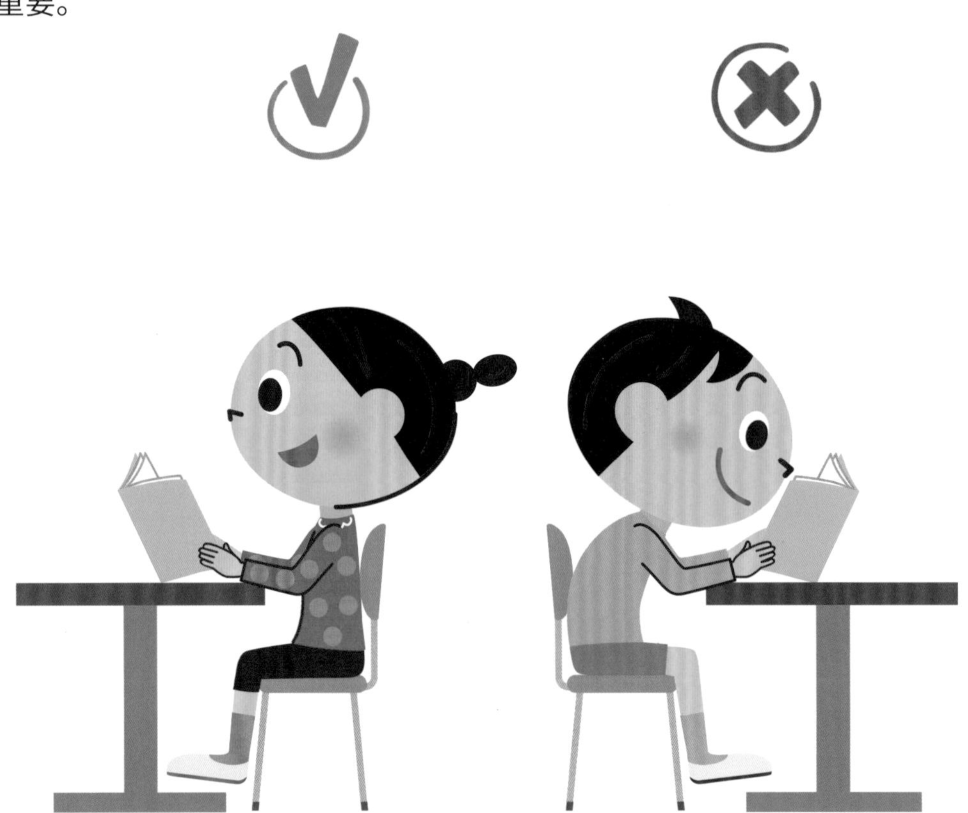

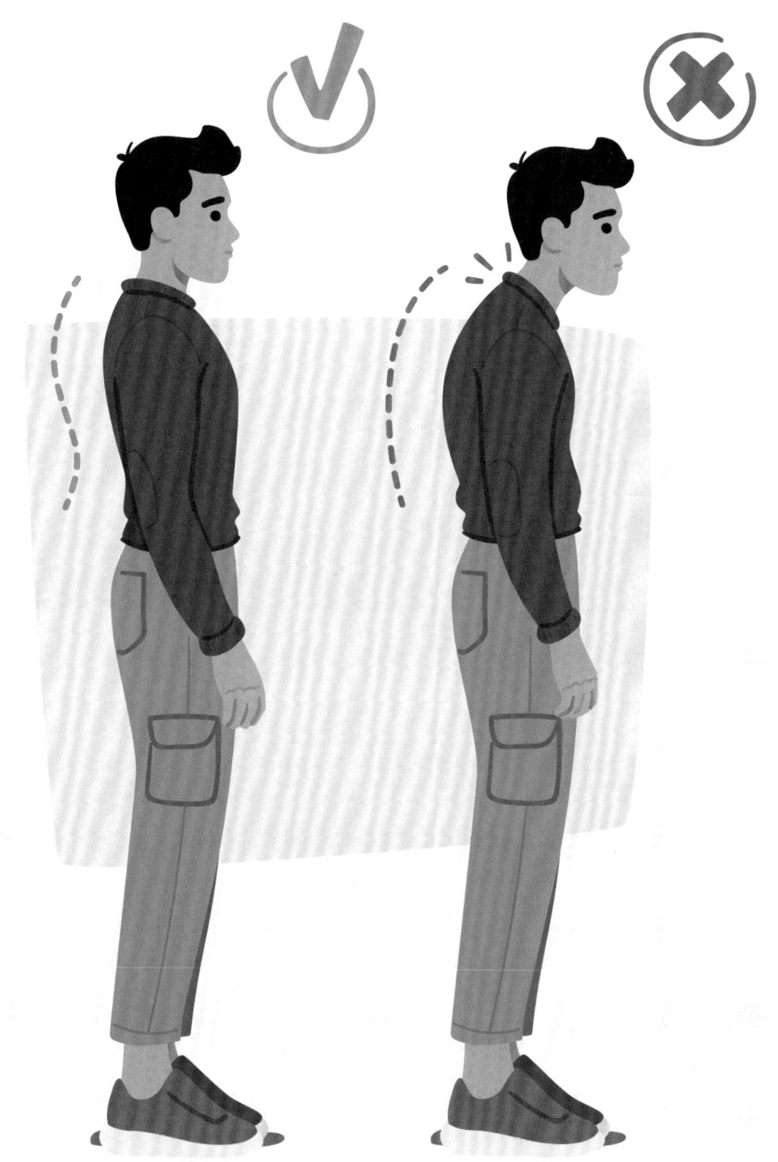

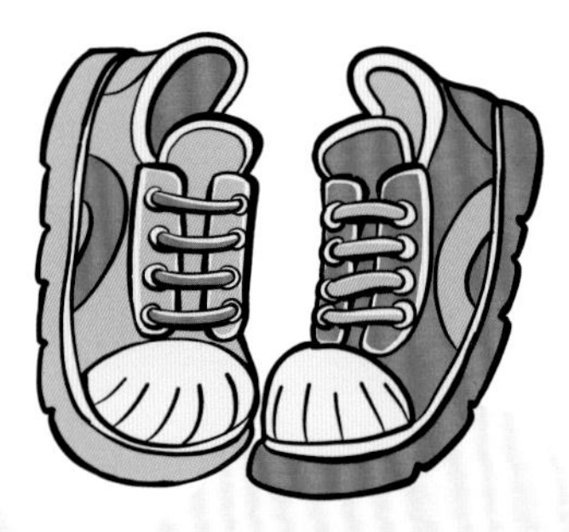

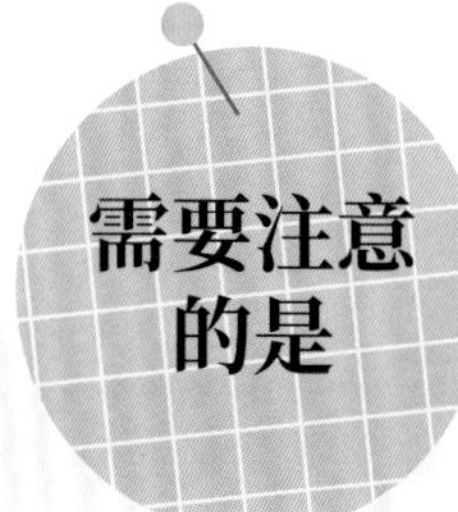

不要让婴幼儿提前坐、站立和行走。

孩子的鞋袜应当大小合适，鞋底软硬适中，这样才能保护足弓。

床垫不要太硬也不要太软，枕头的高度要适合。有部分家长主张“因为小孩腰软，所以需要给他们睡硬床”。这个观点是错误的。小孩的腰杆本身也不是直的，存在腰曲，这种“用硬床板把腰绷直”的想法是不科学的。儿童的选床标准应遵循“安全舒适，软硬适中”的原则。

桌椅高度要适合，帮助孩子保持良好的读写姿势。家长可以通过“两个垂直”的原则来为孩子把握桌椅的高度：一是孩子坐在椅子上时能够使大腿和小腿基本垂直；二是孩子腰背挺直，桌面的高度应刚好让小臂放平，且上臂与小臂能够基本垂直。

选择双肩书包，保证身体两侧均匀受力，避免单侧受力的情况。相较于单肩包，双肩包更有利于孩子肩部和脊柱的健康。双肩包使双肩受力均匀，不会出现长期背单肩包导致的左右肩高低不同的情况，既能保证脊柱的健康，又能避免肩部局部肌肉僵硬或血液循环不畅等情况。市场上大部分学生使用的双肩包在设计上都符合人体力学的背负系统，能够帮助孩子培养正确的走路姿势。

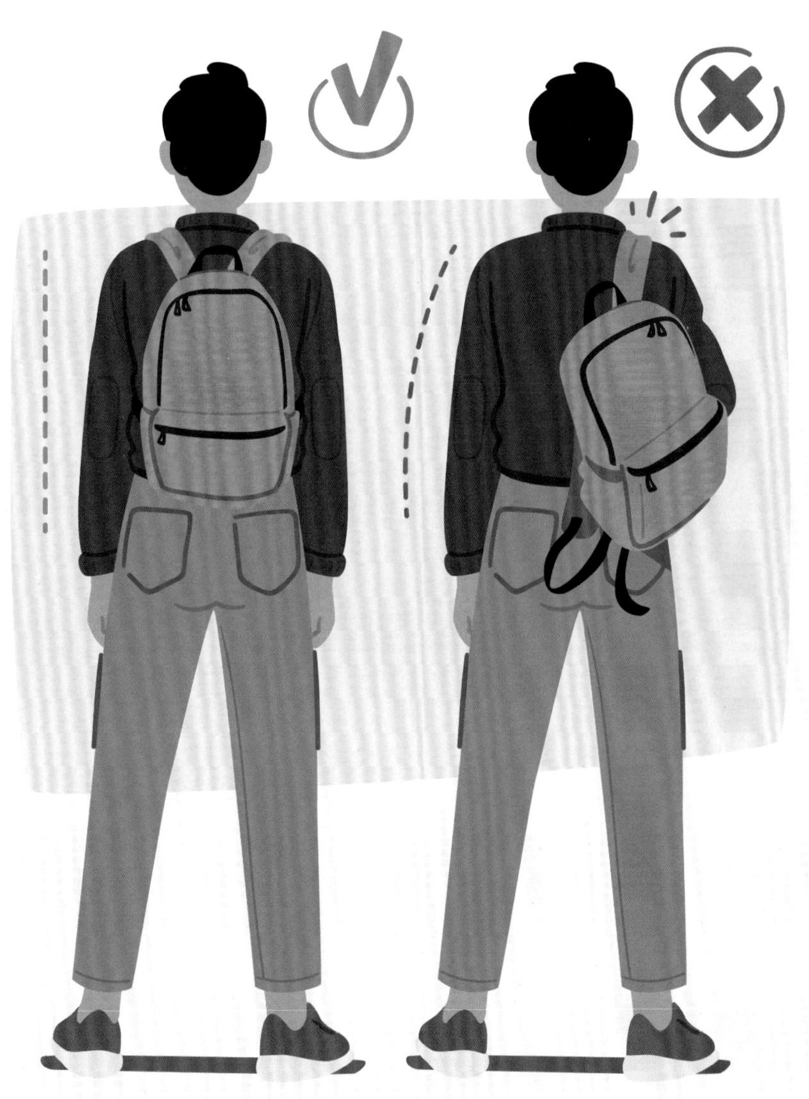

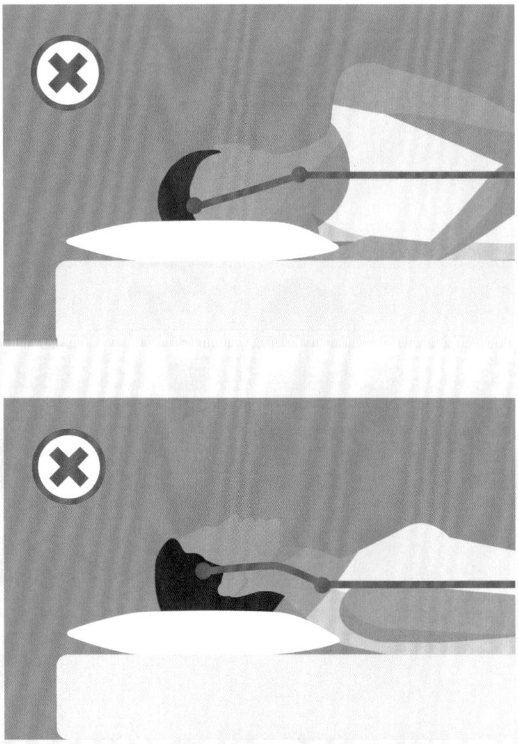

枕头太低

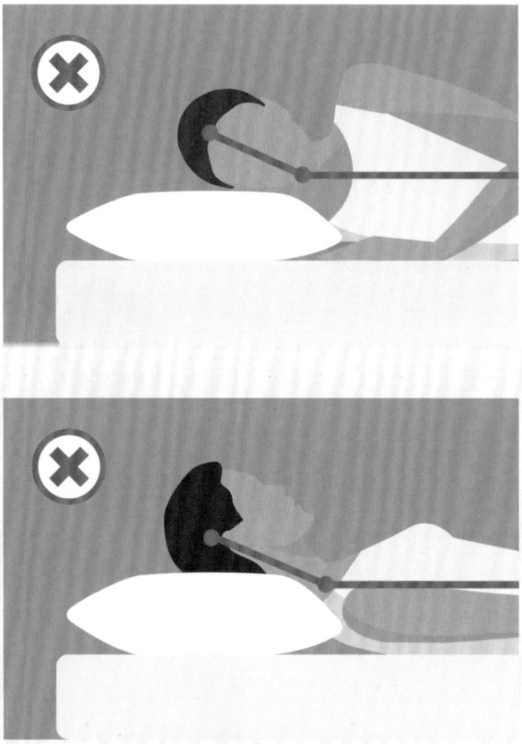

枕头太高

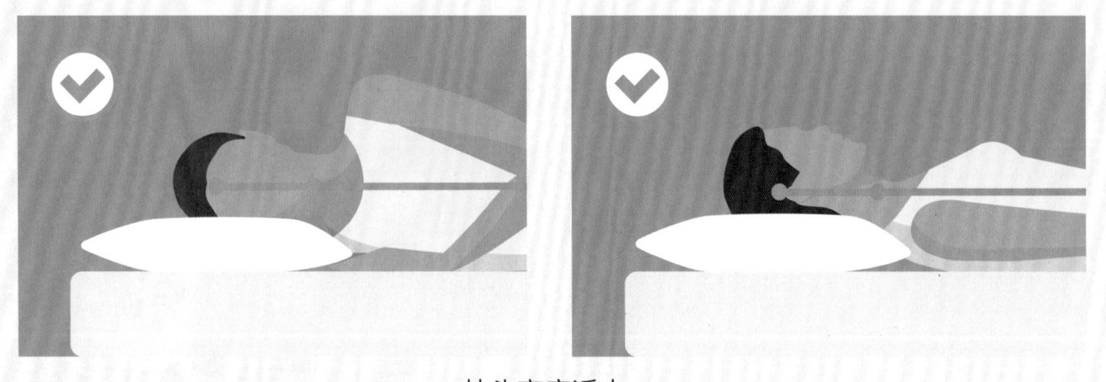

枕头高度适中

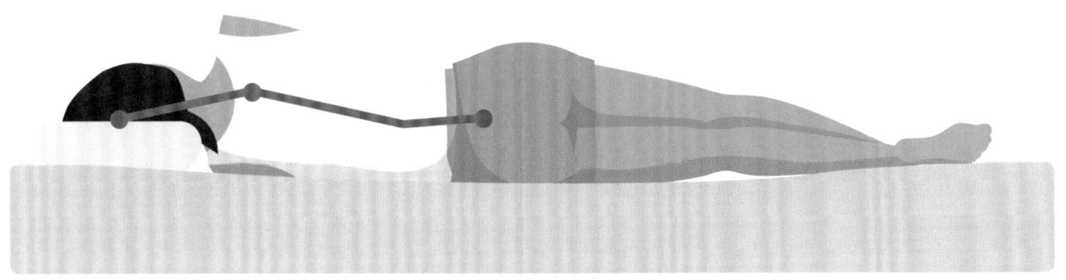

床垫太硬

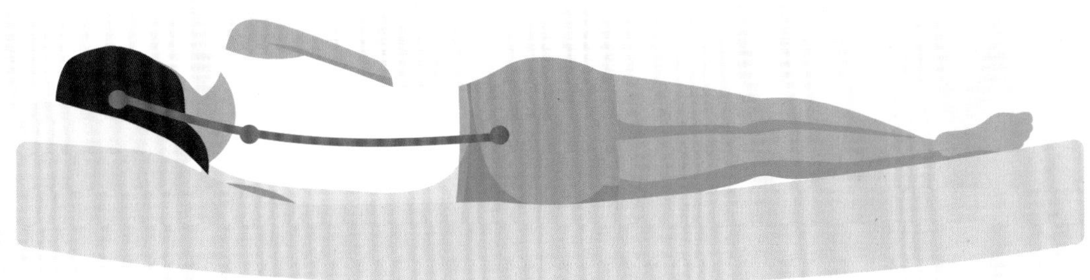

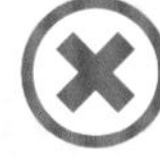

床垫太软

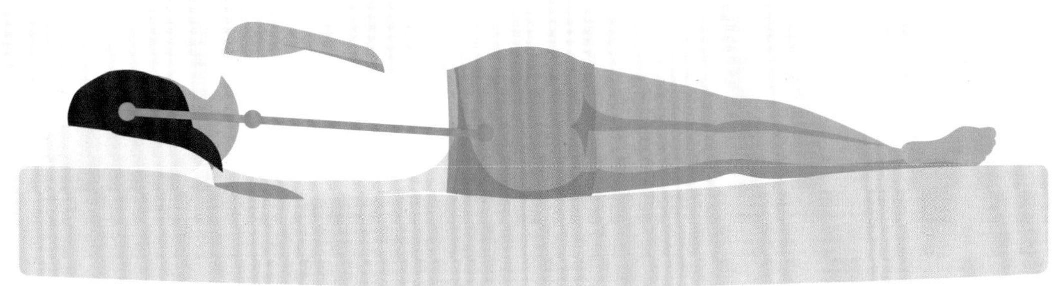

床垫软硬适中

适当的体育锻炼和户外活动

儿童进行适度的体育锻炼不仅让骨骼更加健康、肌肉更加有力，还有利于儿童长高。而进行户外活动不仅能够提升儿童的免疫力，还能够促进新陈代谢。日光中的紫外线照射在皮肤上可以促进身体合成维生素D，保证钙质的吸收。

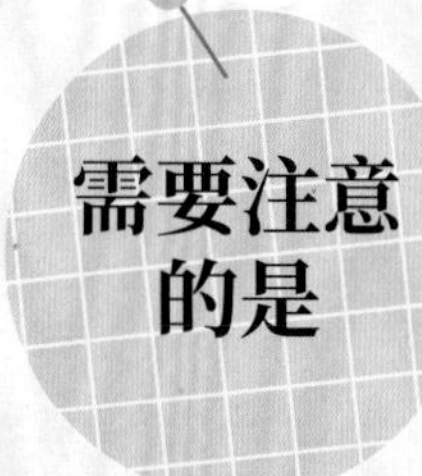

- 在体育活动前应对儿童活动的范围、场地、设施、玩具等进行检查，最大限度保障儿童的安全。
- 运动前带领儿童做适度的准备活动。运动过程中注意做好保护工作，避免运动伤害。
- 运动的强度、时长和运动项目要符合年龄段的特点。
- 给儿童穿适合运动的衣服和鞋袜。准备隔汗巾，防止儿童运动后着凉。袜子和衣服以棉质为宜，鞋子应具有防滑功能。
- 运动后及时补充水分。

充足的营养

儿童处于身体快速生长发育的阶段，充足的营养是儿童成长发育的基础。在日常生活中，家长要给孩子补充蛋白质、钙和维生素等，但也务必注意饮食均衡，避免营养过剩，导致肥胖。

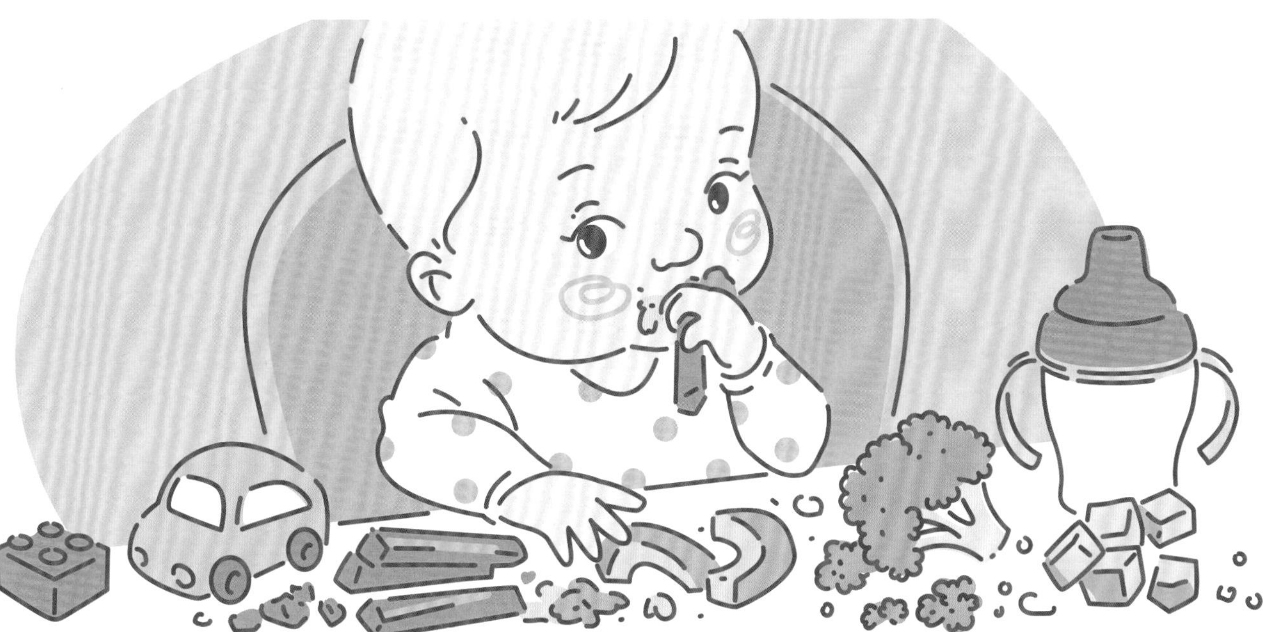

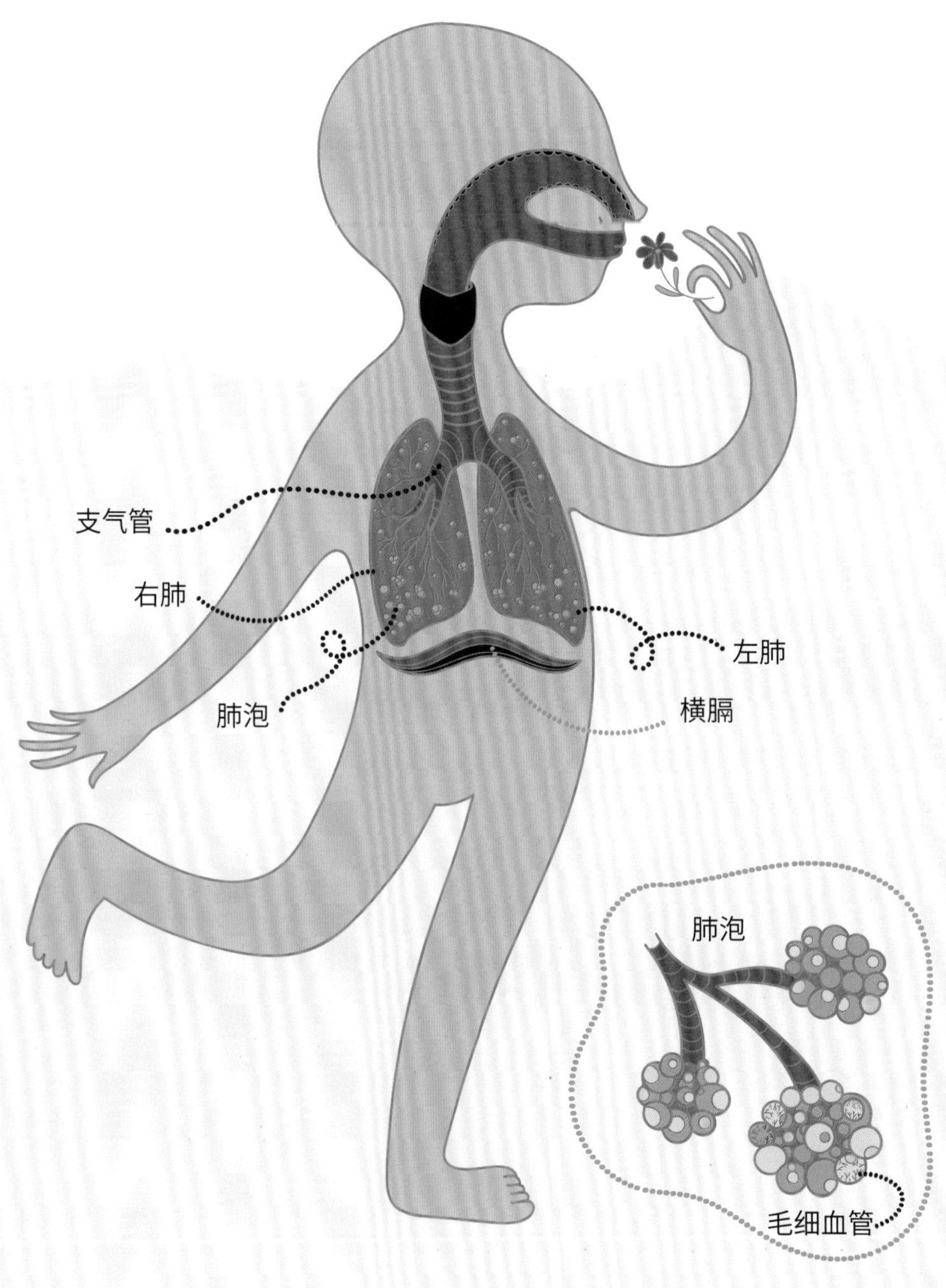
支气管
右肺
左肺
肺泡
横膈
肺泡
毛细血管

第二章

儿童的呼吸系统

儿童呼吸系统的特点

上呼吸道各成员的特点

鼻子

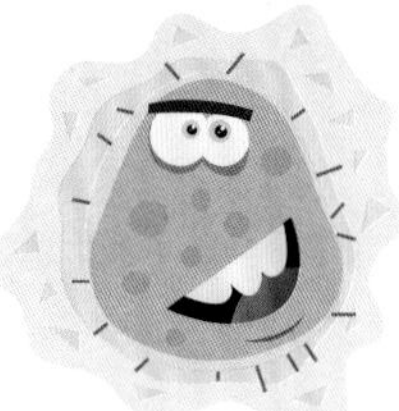

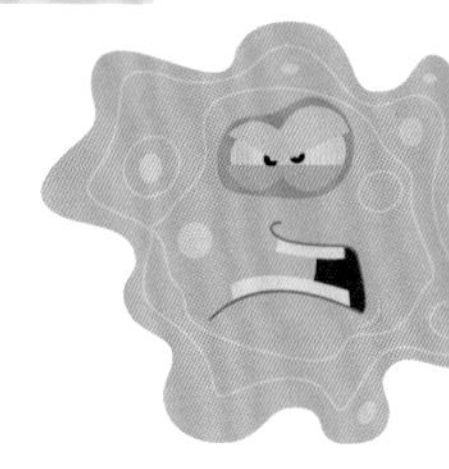

婴幼儿的鼻子小巧，鼻腔短，鼻子内部的通道也相对狭窄。此时期，婴幼儿鼻毛还没有长出来，鼻黏膜也很娇嫩。因此，病菌容易通过鼻腔入侵人体，导致感染。感染后鼻黏膜肿胀，轻者可出现鼻塞的症状，重者可能发生呼吸困难。

人体的呼吸系统包括鼻、咽、喉、气管、支气管、肺等。

气体进出肺的通道被称为呼吸道。其中，鼻、咽、喉等属于上呼吸道。气管、支气管、毛细支气管、肺泡等属于下呼吸道。

婴幼儿的鼻泪管短，开口靠近眼睛内眦部。因此，婴幼儿如果发生鼻腔感染容易导致结膜也跟着感染。

咽鼓管是沟通鼓室和鼻咽腔的管道。婴儿的咽鼓管内径相对较宽，又直又短。因此，当婴儿发生咽部感染时，中耳炎也容易紧跟其后。

幼儿的咽部又细又直，且咽部有丰富的淋巴组织，扁桃体这个淋巴器官也位于咽部，如果发生咽部感染容易发生咽后壁脓肿。

说一说扁桃体

扁桃体由腭扁桃体和咽扁桃体组成。腭扁桃体在宝宝接近 2 岁时才开始发育，在 4 ~ 10 岁时体积最大，14 ~ 15 岁时逐渐退化。因此，婴儿时期的宝宝并不会出现扁桃体发炎。咽扁桃体还有一个名字——腺样体，在宝宝出生后 6 个月就已经发育了。腺样体肥大是让爸爸妈妈忧心的一种情况，不仅会导致腺样体面容，拉低宝宝的颜值，严重的腺样体肥大还会导致儿童阻塞性睡眠呼吸暂停综合征。

下呼吸道各成员的特点

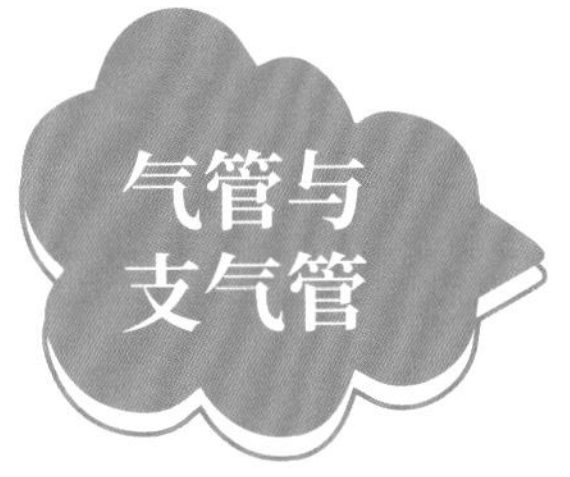

气管与支气管

婴幼儿的气管和支气管短且细，黏膜娇嫩，血管丰富，黏液腺功能不完善，纤毛运动弱。因此，婴幼儿容易发生呼吸道感染，感染后气管和支气管容易充血、水肿，发生阻塞。保持房间通风，室内保持适宜的湿度对保护婴幼儿呼吸道有重要作用。

左、右主支气管从气管分开，分别进入左、右两侧胸腔，与左肺、右肺相通。左主支气管细而长，走向较为倾斜，而右主支气管粗而短，走向偏直。因此，气管异物容易进入右主支气管。

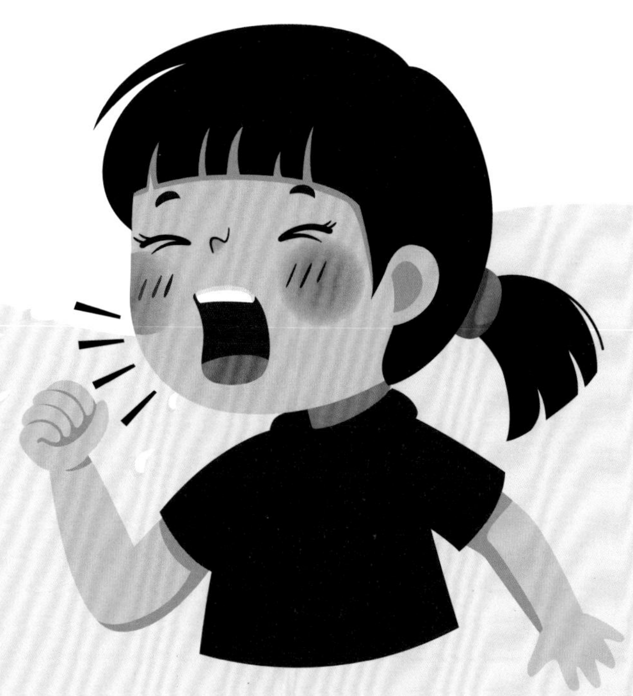

肺

婴幼儿肺泡数量少、个头小、弹性弱、血管丰富，这就导致婴幼儿肺的含血量高但是气体含量少，肺功能不完善。早产儿的肺功能就更为虚弱，更易因感染导致炎症、肺气肿、肺不张。除肺功能弱之外，婴幼儿的胸腔小且呼吸肌发育不完善，一旦有异物，如枕巾、手帕、被子等遮挡呼吸通道，婴幼儿就很容易发生呼吸困难。

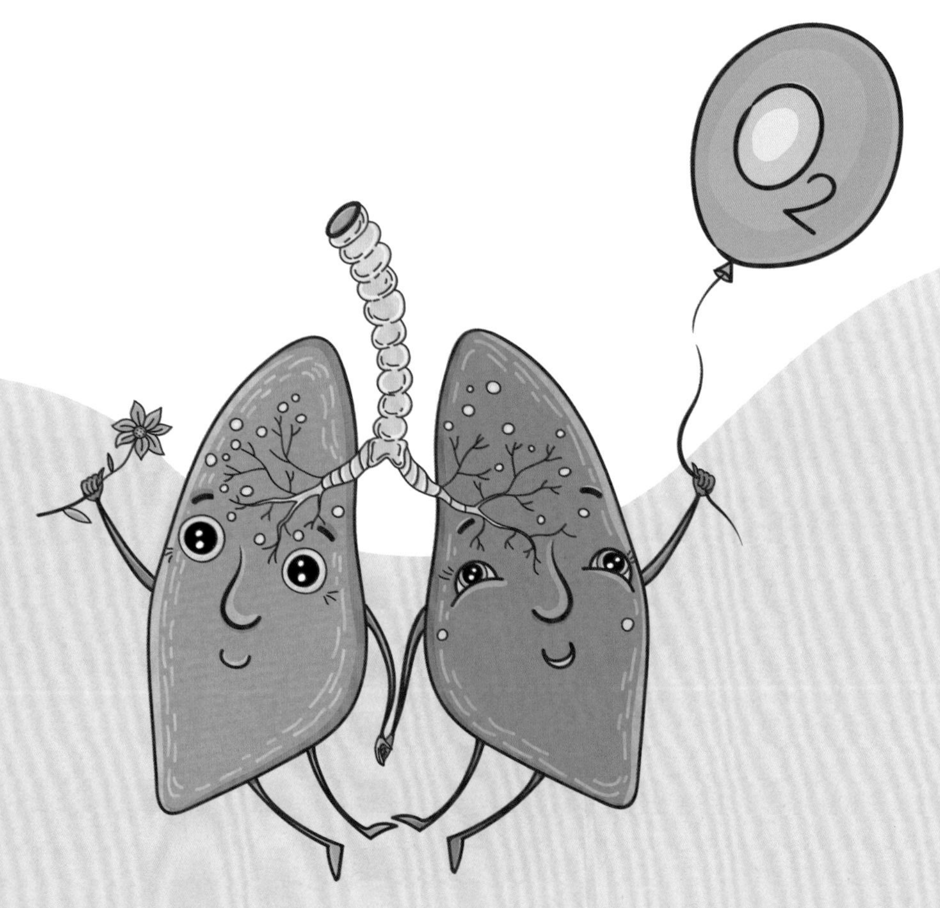

儿童呼吸的特点

婴幼儿呼吸肌发育不完善，力量较弱，胸廓活动范围小，呈腹式呼吸。随着年龄增长，呼吸肌逐渐发育完善且随着膈肌的下降胸式呼吸慢慢出现。7岁以后则以胸式呼吸和腹式呼吸混合为主。

儿童呼吸频率较成人快，且年龄越小频率越快，直至12岁以后才与成人呼吸频率相近。新生儿，尤其是早产儿的呼吸调节功能发育不全，容易出现呼吸节律不齐的现象。

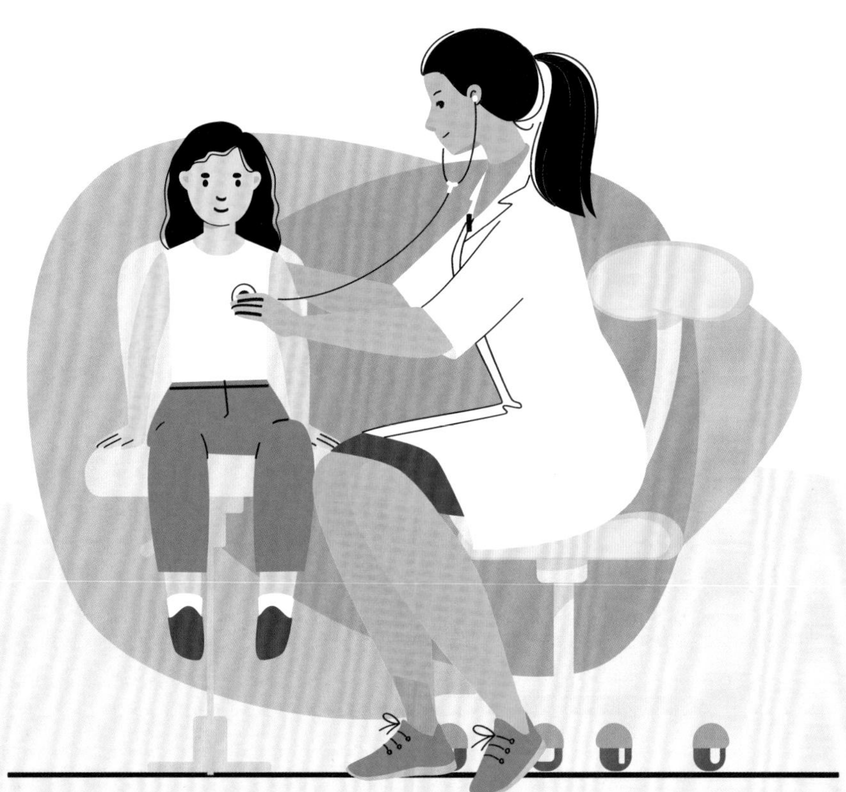

儿童呼吸系统的养护方法

良好的习惯很重要

尽量用鼻子呼吸而不是用口呼吸。用鼻子呼吸时，鼻腔内的黏膜、血管通过收缩和舒张使鼻腔气流保持相对恒定的温度，起到温暖、湿润、清洁空气的作用。而长期使用口呼吸容易形成口呼吸面容，也会对牙齿的生长造成影响。

不要挖鼻孔。挖鼻孔是一个坏习惯，易损伤鼻黏膜，影响鼻腔温暖、湿润空气的功能，还可能引起鼻炎、鼻窦炎等。

正确地擤鼻涕。许多人在擤鼻涕后会出现耳朵堵、耳朵疼的情况。这是擤鼻涕时过分用力造成鼻腔内气压升高，气浪通过咽鼓管冲击鼓膜导致的。这种用力擤鼻涕的做法是错误的。正确的擤鼻涕方法是一侧一侧地进行，适度用力即可。如果两侧鼻腔同时擤鼻涕会使鼻腔压力过大，容易导致鼻涕通过咽鼓管进入中耳，造成分泌性中耳炎。

不要蒙头睡觉。蒙头睡觉时空气流通不畅，易导致缺氧，影响睡眠质量，并且还会吸入更多灰尘。睡觉时要保证温度适宜不要着凉，还要注重通风透气。

口中含有食物时不讲话。在吃东西的时候，会厌软骨会盖住气管从而让食物顺利进入食管，而说话的时候会厌软骨则不会盖住气管。因此，边吃东西边说话食物容易呛入气管，造成呼吸道阻塞。

保持室内空气流通

保持室内空气流通可有效避免疾病的传播。因此，不要因为天气寒冷就关闭家里所有的门窗，要勤开窗通风换气，但要注意避免冷风直吹。如果家里有人患有传染性疾病，如流行性感冒、病毒性腮腺炎等，在保证家中通风良好的情况下也应尽量避免患者与儿童接触。

尖叫不是表达的好方式

儿童的语言表达能力尚不足，因此在表达自身的需求或身体不适时会因语言能力受限而大喊大叫。家长要及时安抚儿童并引导儿童合理表达诉求，避免大声喊叫对声带造成损伤。若随着年龄增长儿童的尖叫次数并未减少，同时伴有言语、理解能力发育迟缓，交流困难等症状要警惕孤独症的可能性。

适度进行体育锻炼

儿童正处于快速生长发育的阶段，适度的体育锻炼对儿童益处多多：①体育锻炼能促进大脑、肌肉、骨骼的生长发育；②适度进行体育锻炼有助于增强呼吸肌的力量，提升肺活量，增强肺功能。

使用口罩，远离疾病

前往人员密集的公共场所时，尤其是在呼吸道传染病流行的季节，佩戴口罩可有效降低感染疾病的风险。

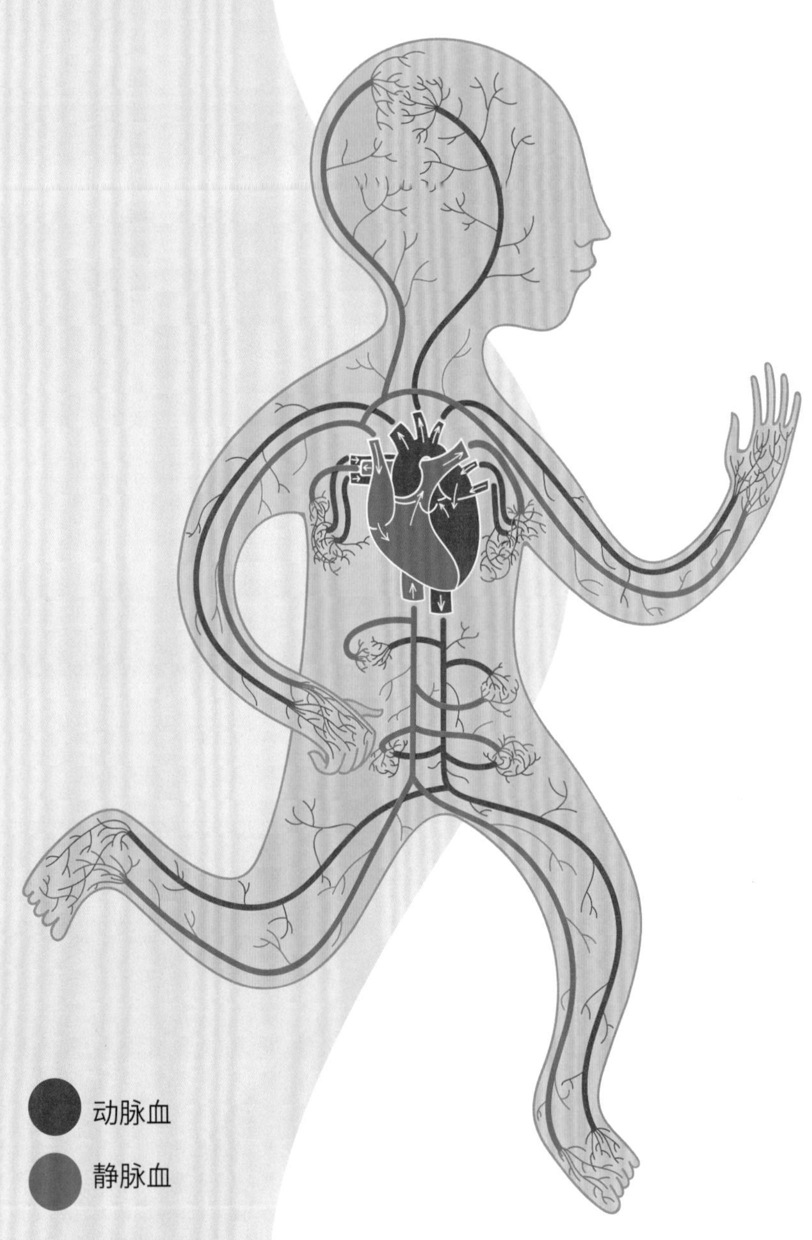

动脉血
静脉血

第三章

儿童的循环系统

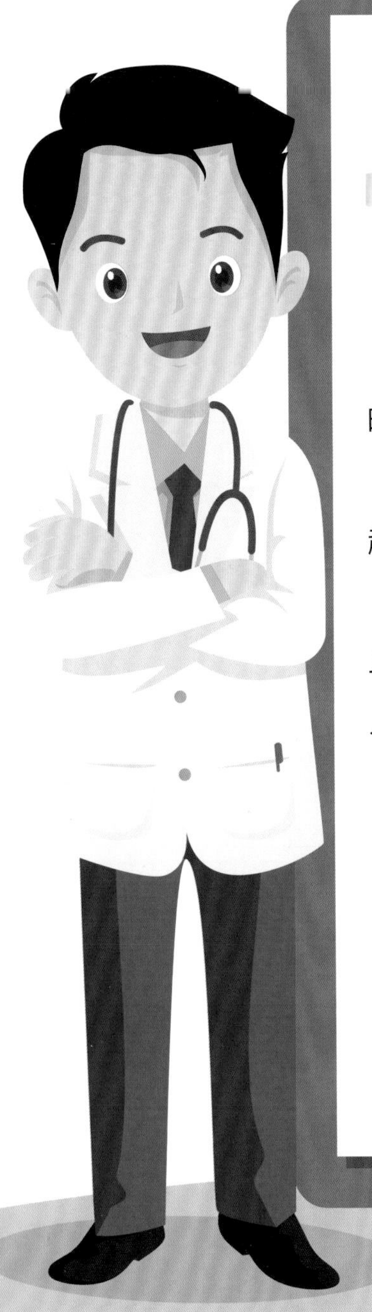

儿童循环系统的特点

儿童时期血流量增加快。

儿童血液中凝血物质较少，发生出血时凝血较慢。

心脏的体积随年龄增长而增大。年龄越小，心率越快，血压越低。

儿童血管的总长度较成人短。因此，血液在儿童体内循环一周所用的时间较成人短。

儿童循环系统的保健知识

- 养成良好的饮食习惯，避免挑食、偏食。
- 保证摄入适量铁元素，预防缺铁性贫血。
- 加强体育锻炼，增强心脏功能。
- 合理安排日常生活，动静交替。

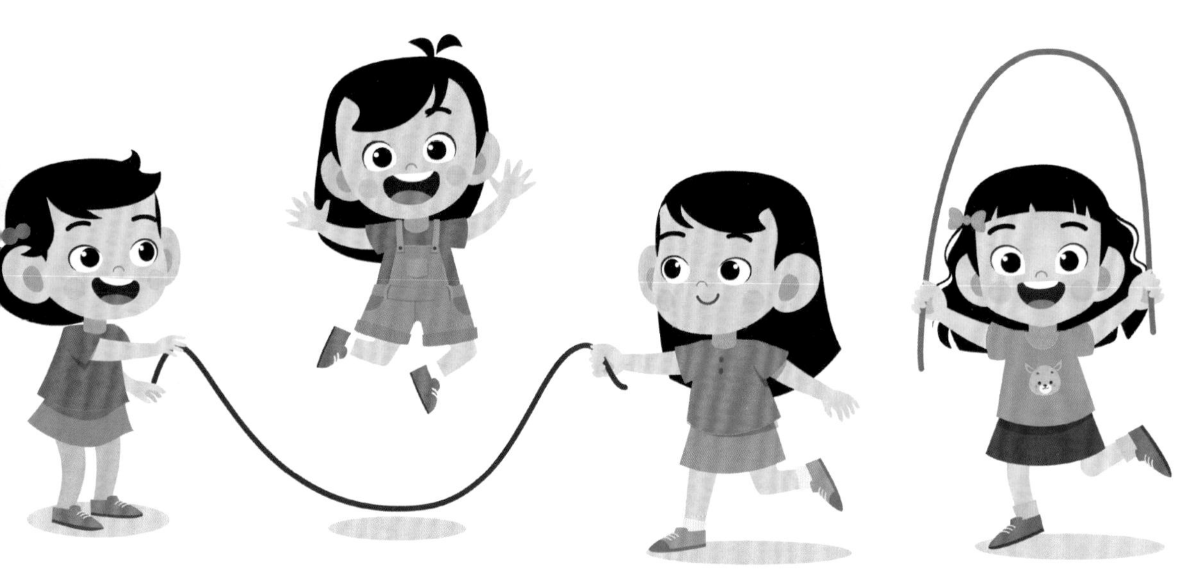

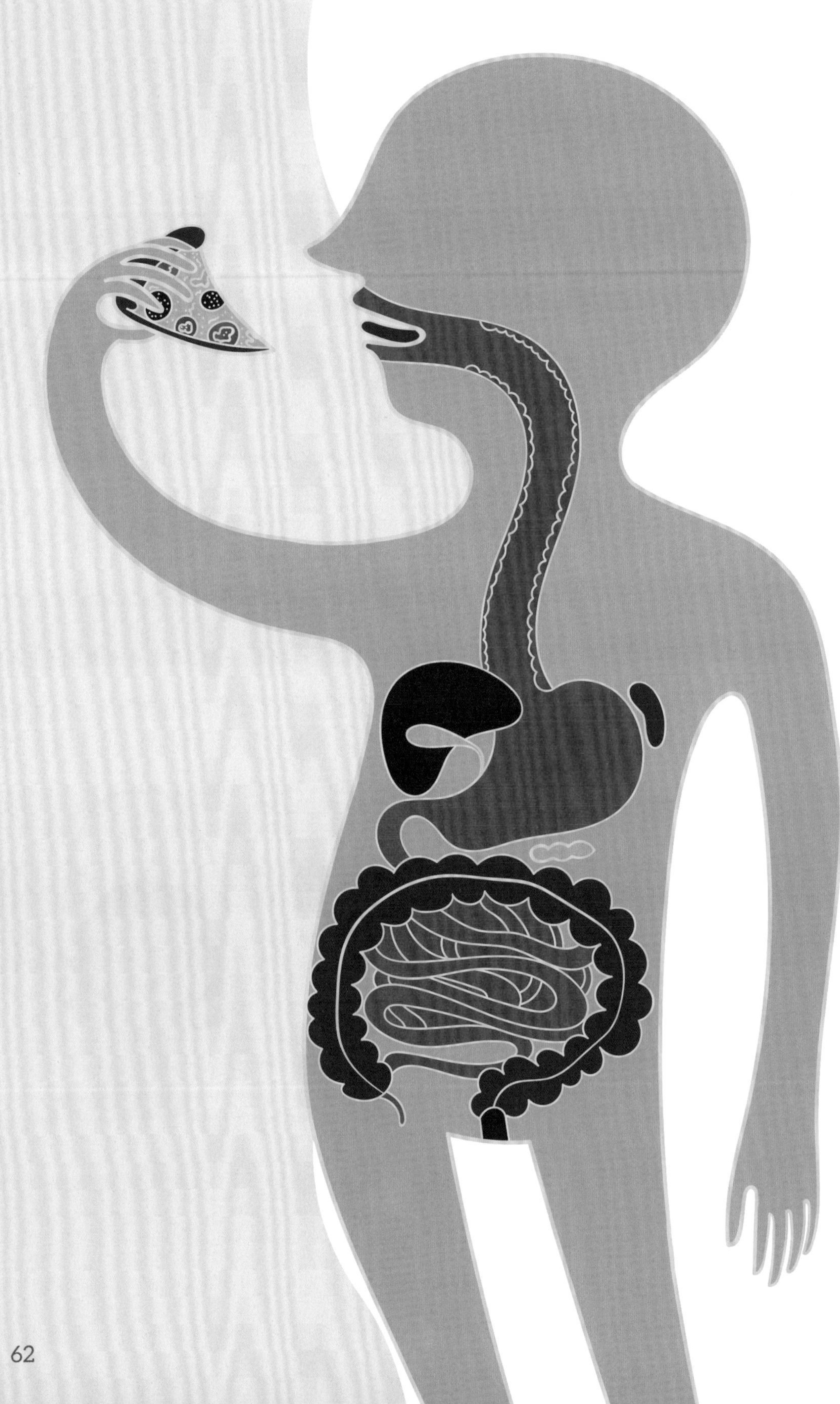

第四章

儿童的消化系统

儿童消化系统的特点

口腔是消化道的起点并且肩负多项工作，包括吸吮、咀嚼、消化、感觉、吞咽等。这些功能都是一步一步慢慢发育完善的，但是足月出生的新生儿已经能够大口吸吮妈妈的乳汁并完成吞咽了。婴幼儿口腔黏膜纤薄，口腔内血管丰富，黏膜容易受损而发生局部感染。小婴儿的唾液腺并不发达，直到出生后3～4个月唾液分泌才开始增多。但因为口腔空间小，难以及时吞咽全部唾液，所以此阶段的宝宝常常会流口水。

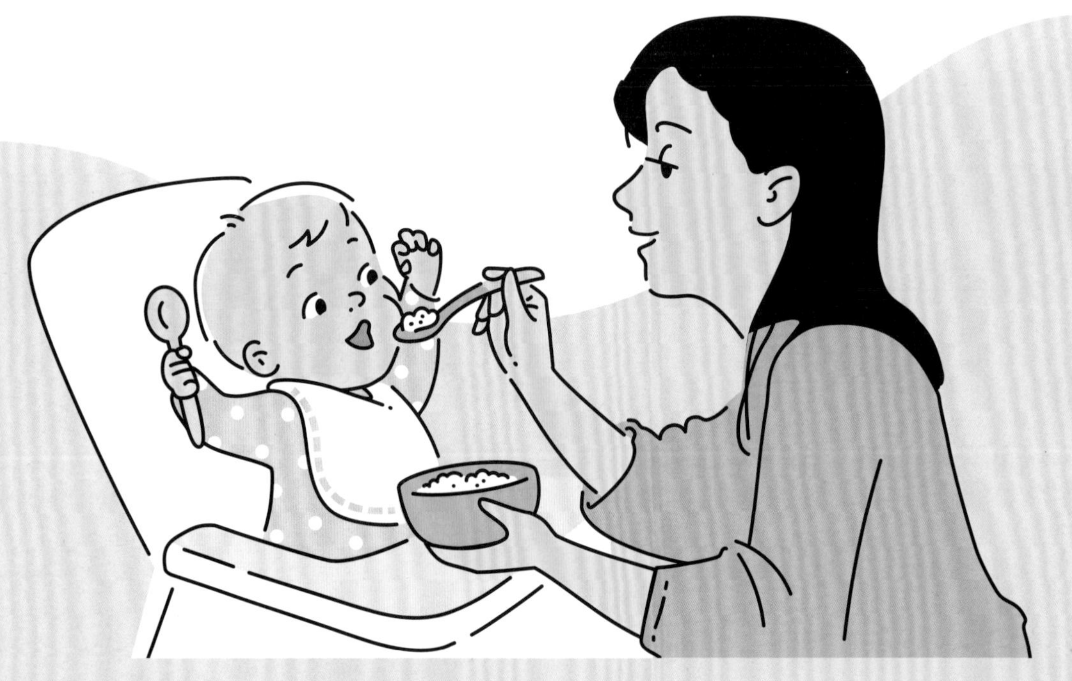

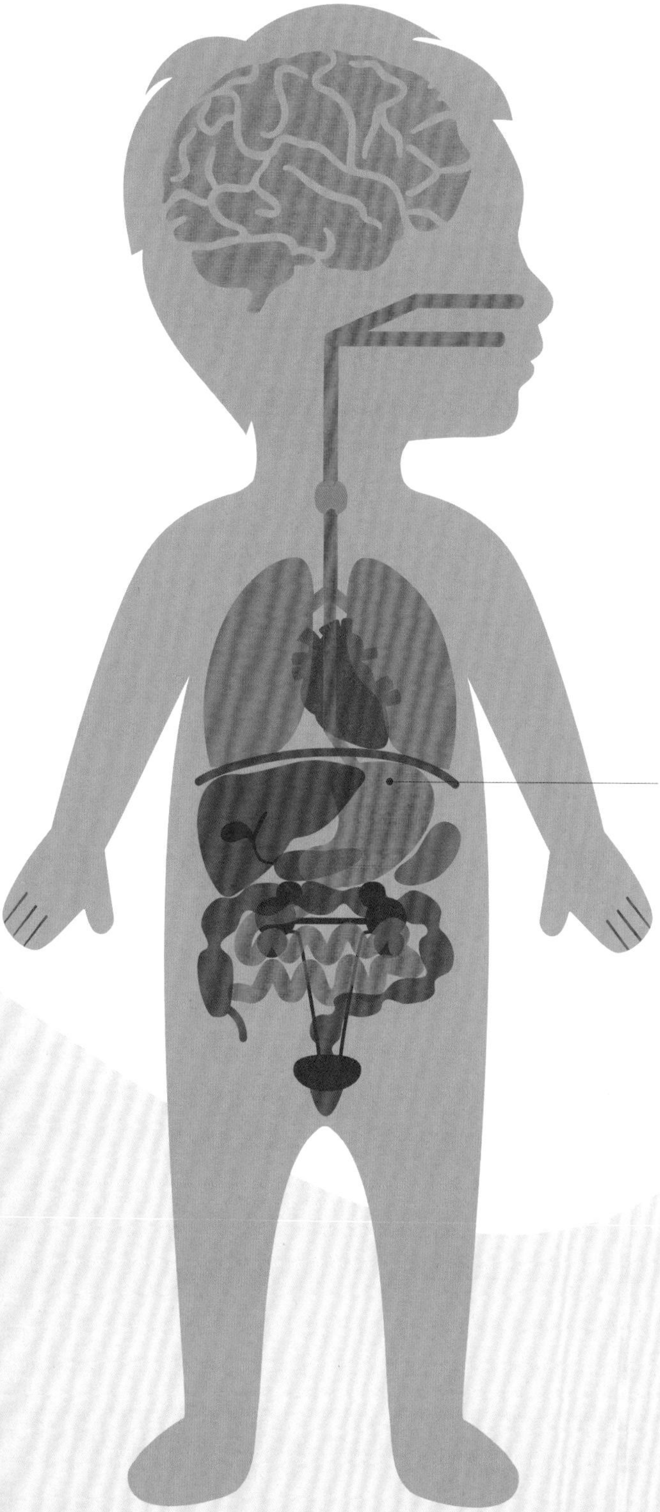

小婴儿的食管呈漏斗状，黏膜娇嫩菲薄，腺体分布少，弹性弱，肌肉发育不成熟。因此，小婴儿常常发生胃食管反流。

胃

胃

小婴儿的胃呈水平位，直到开始行走时胃的位置才变为垂直。婴幼儿的胃分泌的盐酸和消化酶较少，酶的活性弱。这也是婴幼儿消化功能弱的原因。

新生儿的胃容量为30～60mL，1～3月龄的宝宝胃容量为90～150mL，1岁时可达250～300mL，5岁时为700～850mL。成人胃容量为2000mL。

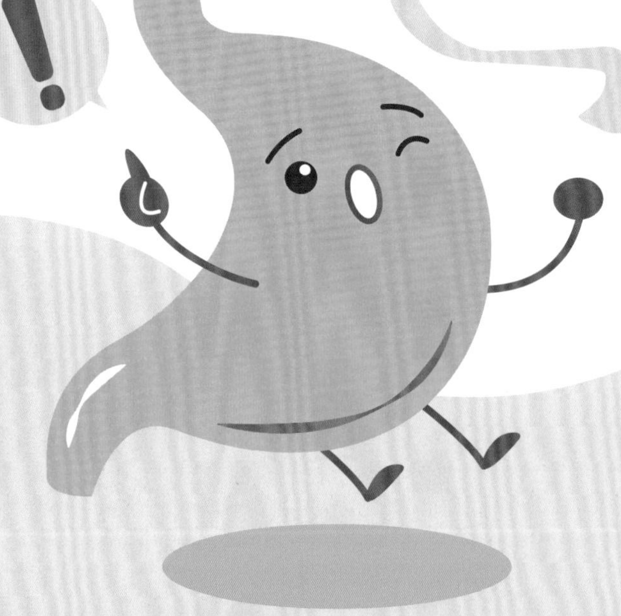

小肠主要负责消化、吸收等功能，而大肠主要负责处理食物残渣，形成粪便。因为婴幼儿肠壁薄，屏障功能差，肠内有害物质和代谢产物等容易透过肠黏膜进入身体，从而导致全身性的疾病。此外，婴幼儿升结肠与后壁固定的稳定性较弱，容易发生肠扭转和肠套叠。

肠道菌群和其代谢产物对婴幼儿的代谢、营养、消化、吸收等生理功能的发育成熟发挥重要作用。喂养方式对婴儿肠道菌群影响较大。纯母乳喂养的宝宝肠道菌群以双歧杆菌占绝对优势，人工喂养和混合喂养的宝宝肠内的双歧杆菌与其他菌群的比例几乎相等。

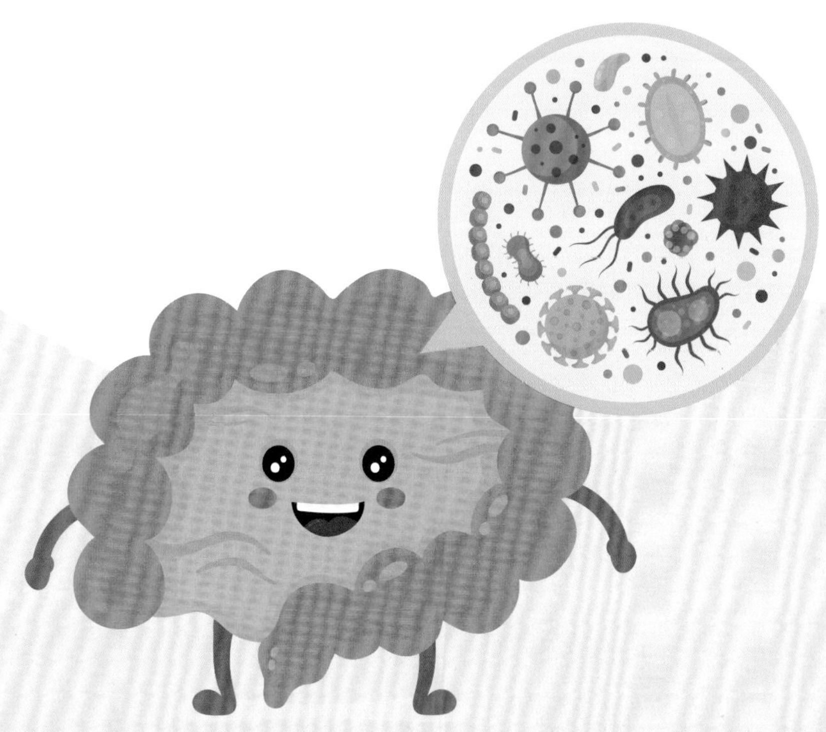

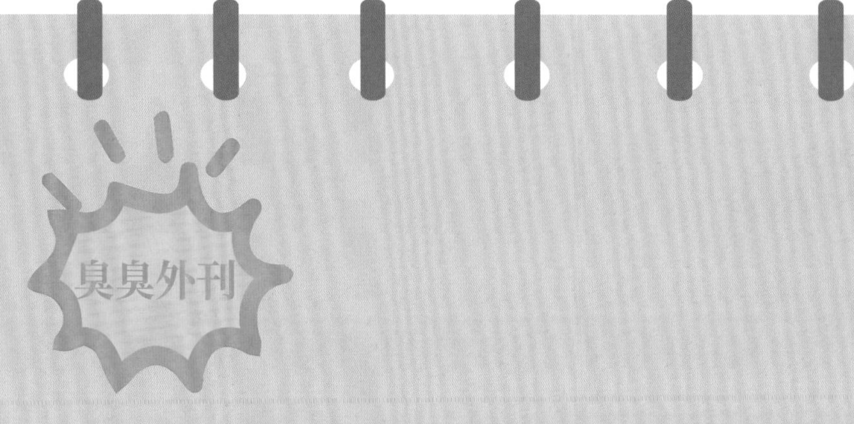

胎便： 新生宝宝出生2～3天内排出的橄榄绿色黏稠粪便，无臭味。

母乳喂养宝宝的粪便： 黄色或金黄色粪便，呈膏状或带少许黄色颗粒。纯母乳喂养的宝宝平均每天排便2～4次。

人工喂养宝宝的粪便： 淡黄色或灰黄色，混有白色颗粒，质地较干，有臭味。宝宝每天排便1～2次，容易发生便秘。

混合喂养宝宝的粪便： 与人工喂养宝宝的粪便类似，但质地更软、颜色更黄。

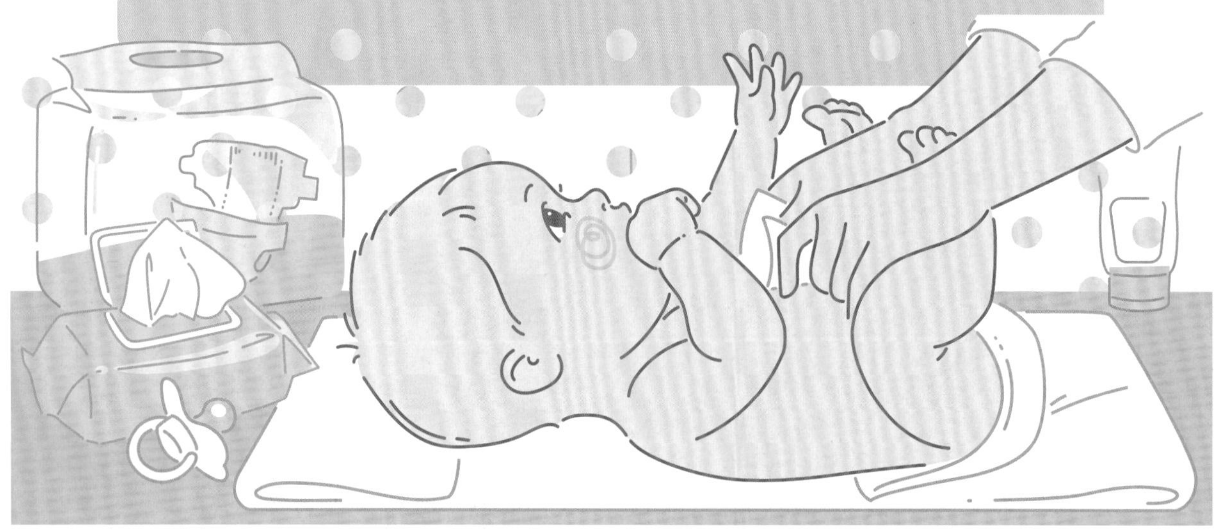

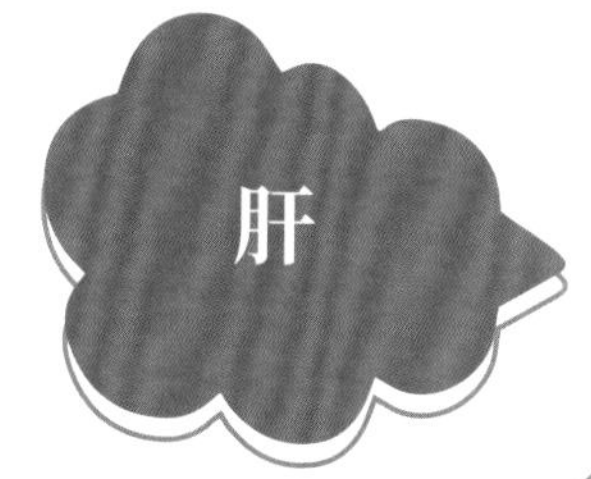

婴儿肝细胞再生能力强，但是也容易受到不利因素的影响，如感染、药物等均可能让肝细胞变性、坏死。婴儿胆汁分泌不足，对脂肪的消化和吸收都比较差。

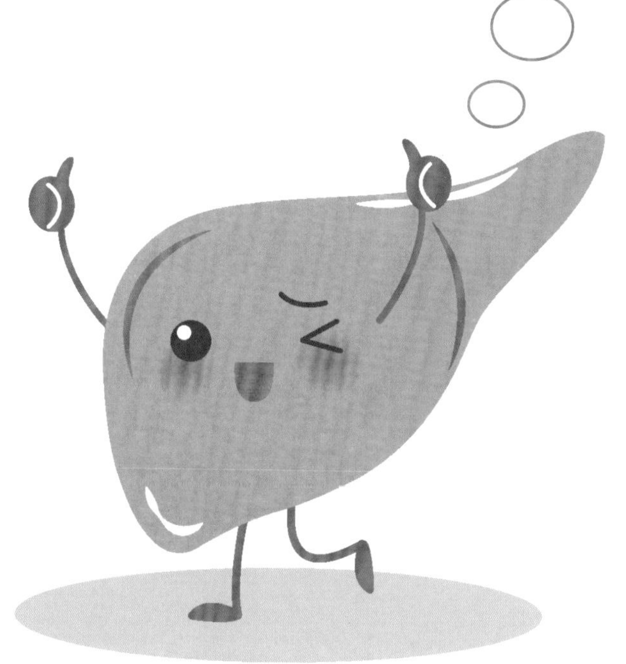

胰腺

胰腺主要负责分泌胰液用来帮助消化食物，胰液的量随年龄增长而增加。婴幼儿胰液和消化酶的分泌容易受天气和疾病的影响，这也是婴幼儿在天气炎热和生病时消化功能变弱，容易发生消化不良的原因。因此，在炎热的季节里或者是宝宝生病的时候最好给宝宝准备清淡、容易消化的食物。

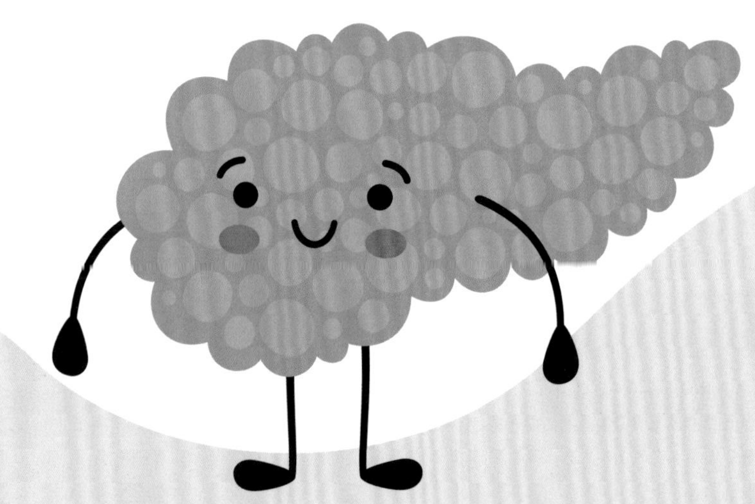

消化系统保健知识

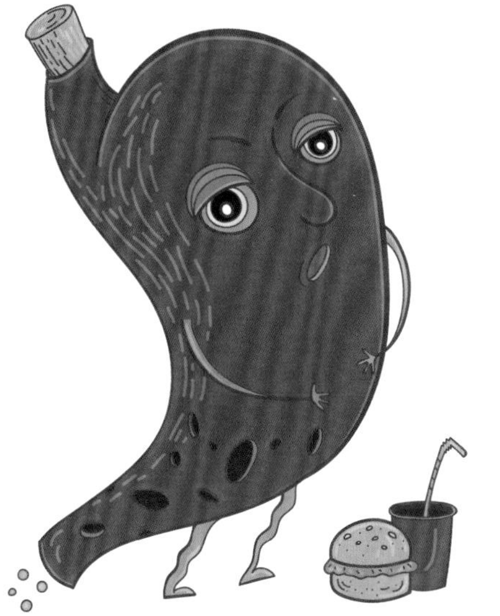

注意口腔卫生，爱护牙齿。养成早、晚刷牙，饭后漱口的好习惯。

养成良好的饮食习惯，定时、定量进餐，进餐时不看电视，保持平静。

注意饮食卫生，不食用不洁食物。

饭后1～1.5小时内不要剧烈运动。

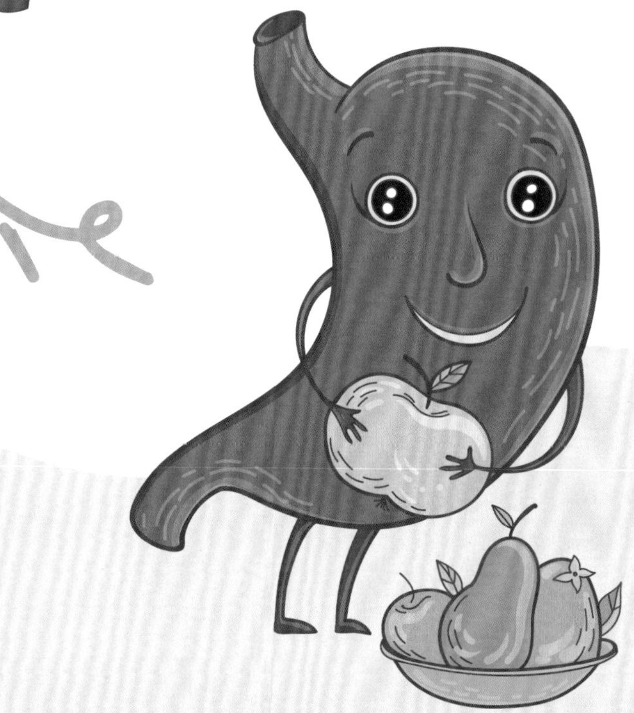

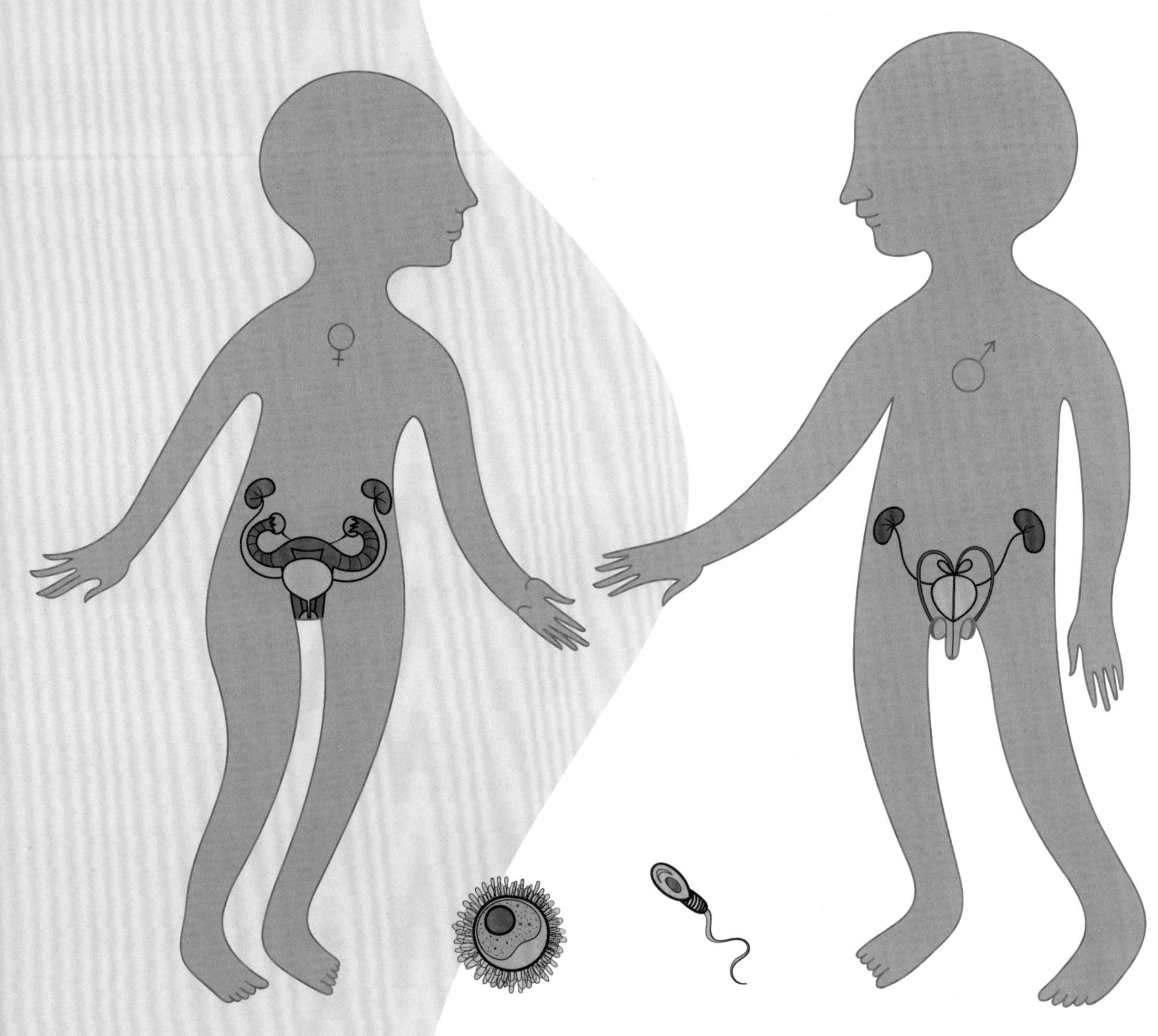

第五章

儿童的泌尿、生殖系统

儿童泌尿系统的特点

儿童年龄越小，肾脏相对于全身体重的相对重量越重，所在的位置也较低。相较于成人，儿童的肾脏功能还不完善，因此在用药时要格外注意剂量，要严格按照医生指导用药，不能简单地将儿童看作“半个成人”。

儿童排尿是由不受控制到受控制的过程。婴幼儿因大脑尚处于发育阶段，对低级中枢的控制能力不足，会出现排便排尿不受控制的情况。随着年龄增长，18～24月龄的宝宝控制大小便的能力逐渐成熟。如果5岁以上儿童仍出现尿床的情况，家长应该予以重视。

膀胱和尿道

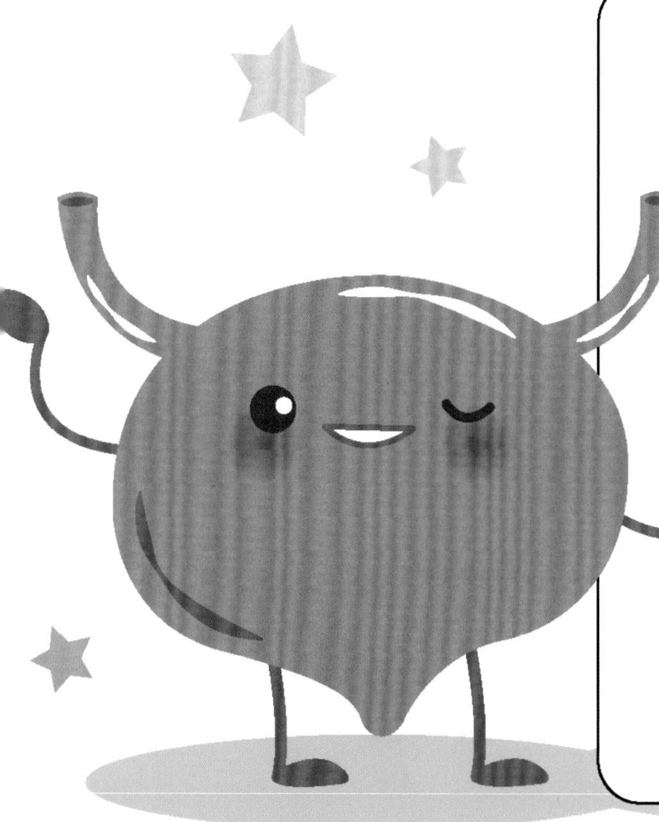

膀胱：儿童膀胱小，储尿能力较差，因此排尿次数多。

尿道：儿童尿道较短，尤其是女童。新生女婴尿道长仅1cm左右，且尿道外口位置与肛门接近，易受细菌感染而发生尿路感染。男童尿道虽然较长，但也可因包皮过长、尿垢积聚等原因导致尿路感染。

儿童泌尿系统的养护方法

每日保证摄入充足的水分。儿童肾脏的尿液浓缩功能较差，摄入水分不足时易导致脱水。而充足的尿液对输尿管、尿道有冲刷的作用，可以在一定程度上避免尿路感染。除此之外，充足的水分摄入可以加快体内新陈代谢，有助于排出体内垃圾。

控制食盐的摄入量。儿童肾小管的重吸收功能较差，如果摄入过多盐分会增加肾脏代谢负担，导致水肿。

养成规律的排尿习惯。不憋尿，有尿意后要及时小便。长期憋尿易引起细菌感染，导致排尿困难、尿失禁等症状，还可能会影响膀胱、肾脏的健康。

正确引导儿童学习泌尿系统相关知识，教导儿童不要往尿道中放异物。

儿童生殖系统的特点

儿童生殖系统发育较不完善，呈现幼稚状态，至青春期才会开始发育直至成熟。

性别特征不明显。

性别意识较薄弱。

正常情况下，男童睾丸在出生时已从腹腔降至阴囊，但体积较小，生长缓慢。部分男童可出现包皮过长的情况。

女童卵巢、子宫体积较小，阴道呈一狭小管腔，前后壁紧贴，黏膜薄，可有少量分泌物。

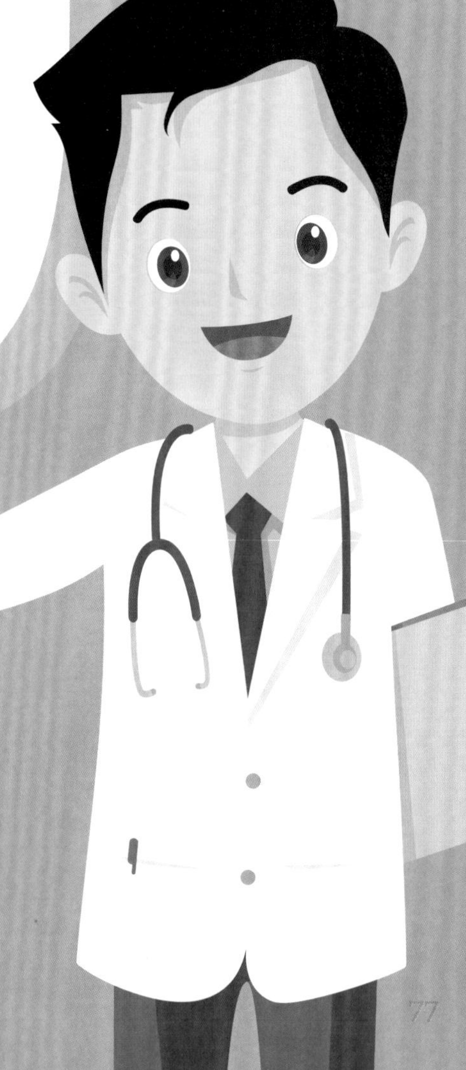

儿童生殖系统养护方法

家长应注意儿童的生殖系统发育情况，如有异常应及时就医。以性早熟为例，性早熟即女童在8岁以前出现月经初潮、乳房发育等第二性征，男童在9岁以前出现喉结突出、长出胡须等第二性征。性早熟不仅影响儿童的心理健康，还会危害生理健康。因此，一旦出现相关异常应当及时就医，尽早治疗。

保持会阴部的清洁。男童应注意清洁阴囊、阴茎等皮肤皱褶较多处以及阴茎头部冠状沟。女童阴道较短，阴道口位置与尿道口和肛门相邻，易受

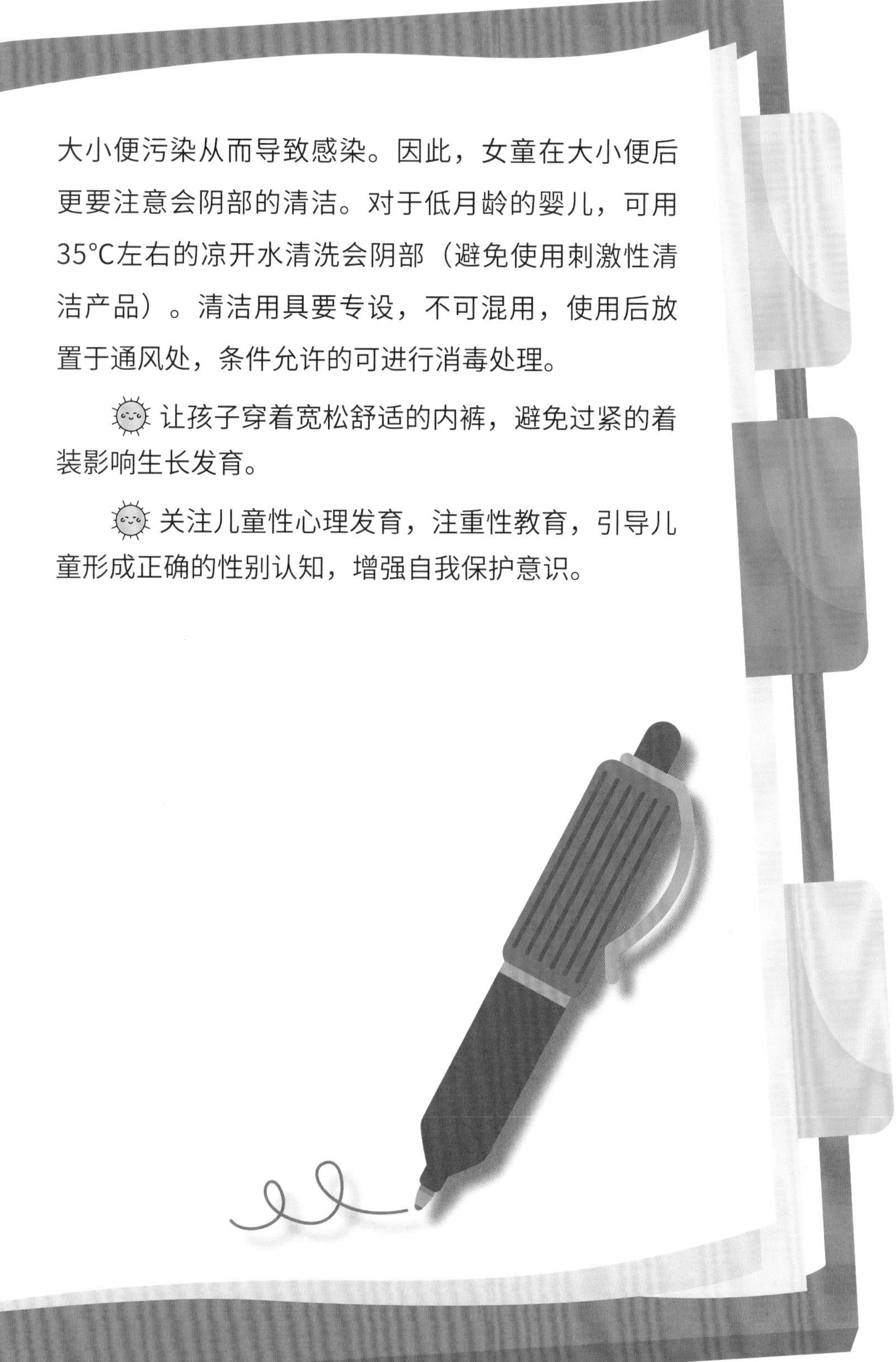

大小便污染从而导致感染。因此，女童在大小便后更要注意会阴部的清洁。对于低月龄的婴儿，可用35°C左右的凉开水清洗会阴部（避免使用刺激性清洁产品）。清洁用具要专设，不可混用，使用后放置于通风处，条件允许的可进行消毒处理。

让孩子穿着宽松舒适的内裤，避免过紧的着装影响生长发育。

关注儿童性心理发育，注重性教育，引导儿童形成正确的性别认知，增强自我保护意识。

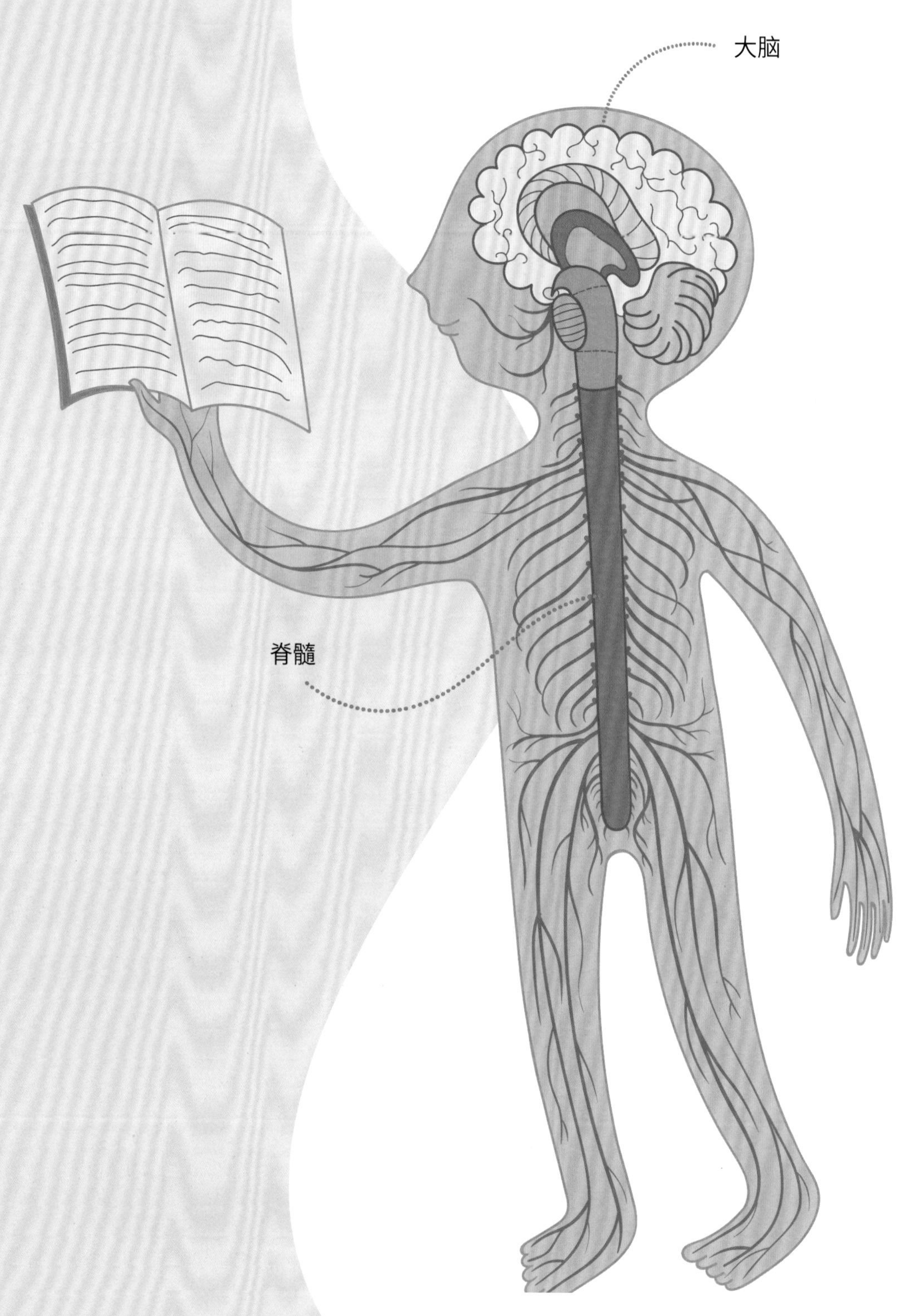
大脑
脊髓

第六章

儿童的神经系统

儿童神经系统的特点

在胎儿时期，神经系统的发育就领先于身体其他系统了。新生宝宝颅脑的重量已经达到成年人颅脑重量的25%左右，新生宝宝的神经细胞数目也已经接近成人。

- 儿童的神经系统发育迅速，脑细胞数目增长快。
- 儿童的神经系统易兴奋也易疲劳，疲劳后恢复快。
- 保证儿童充足的睡眠与营养并且多进行户外活动和体育锻炼有益于儿童神经系统的发育。

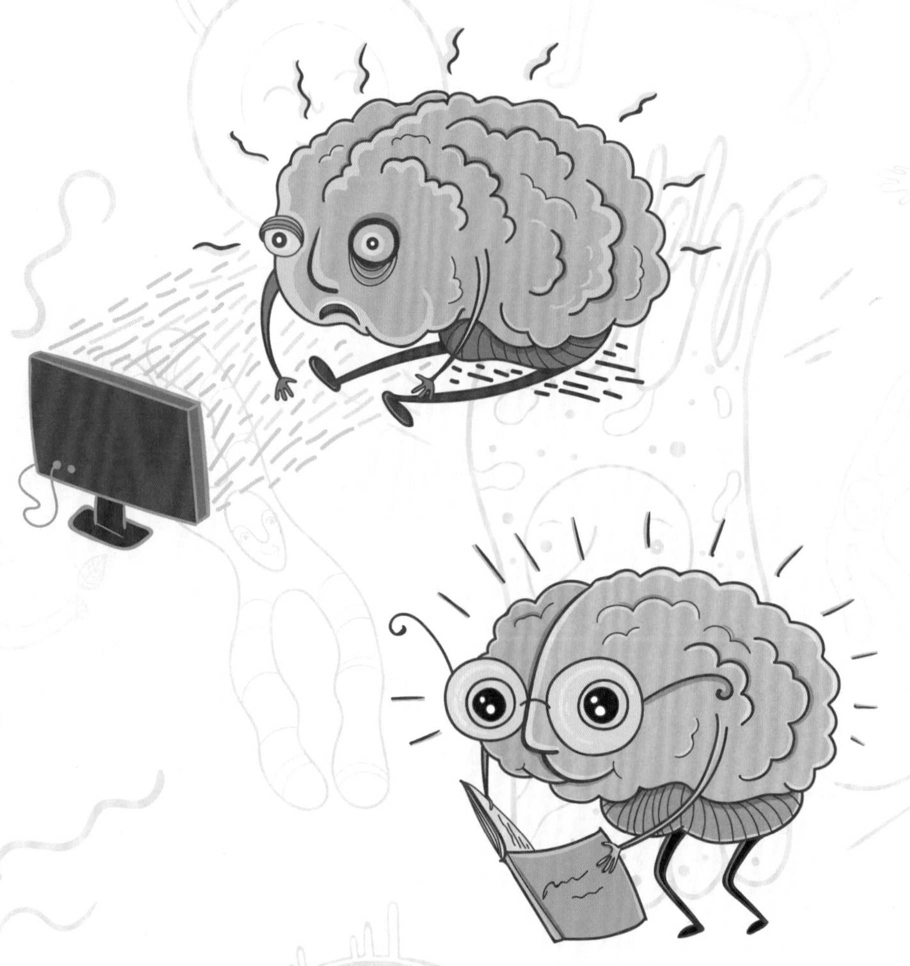

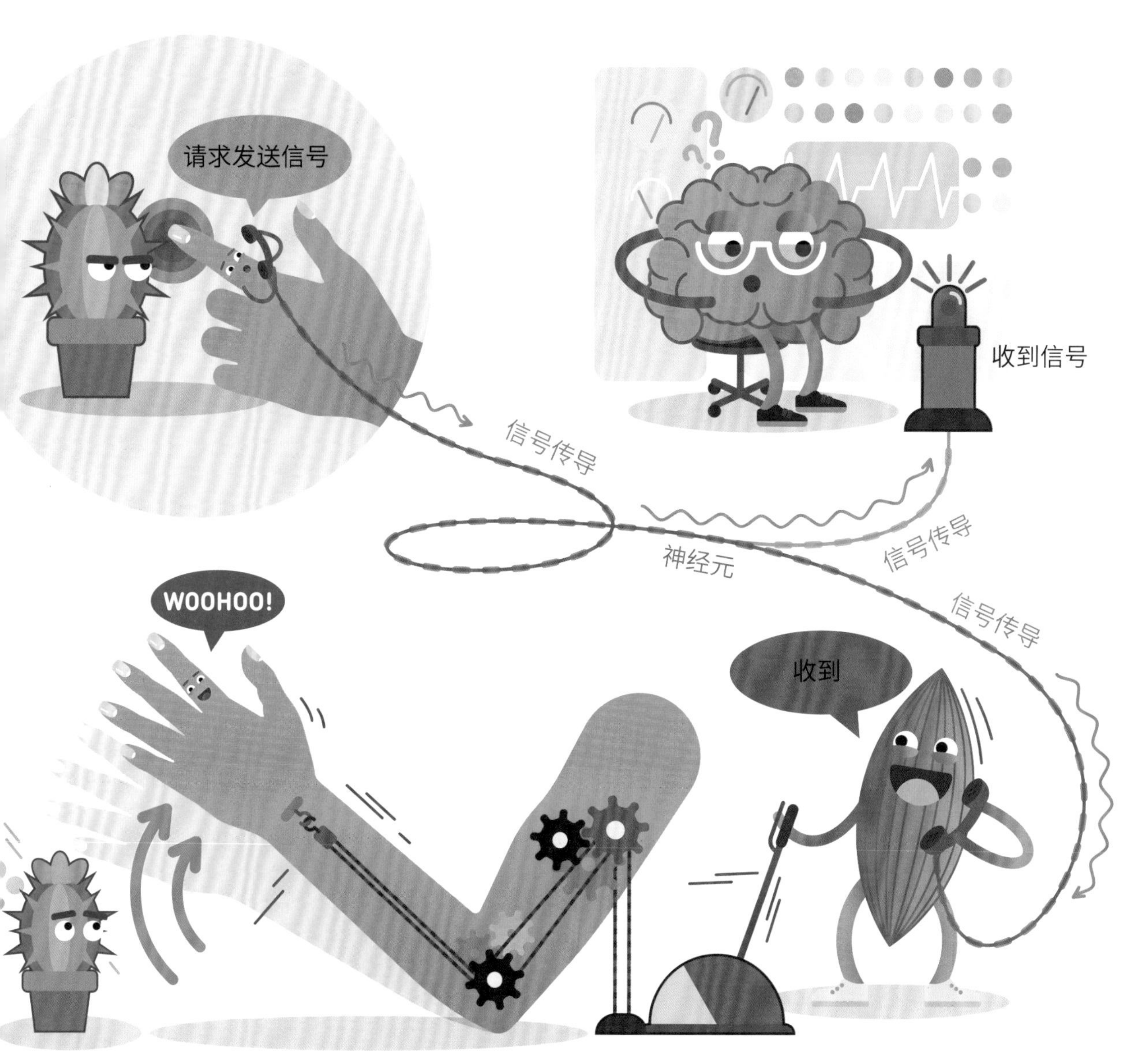

反射弧

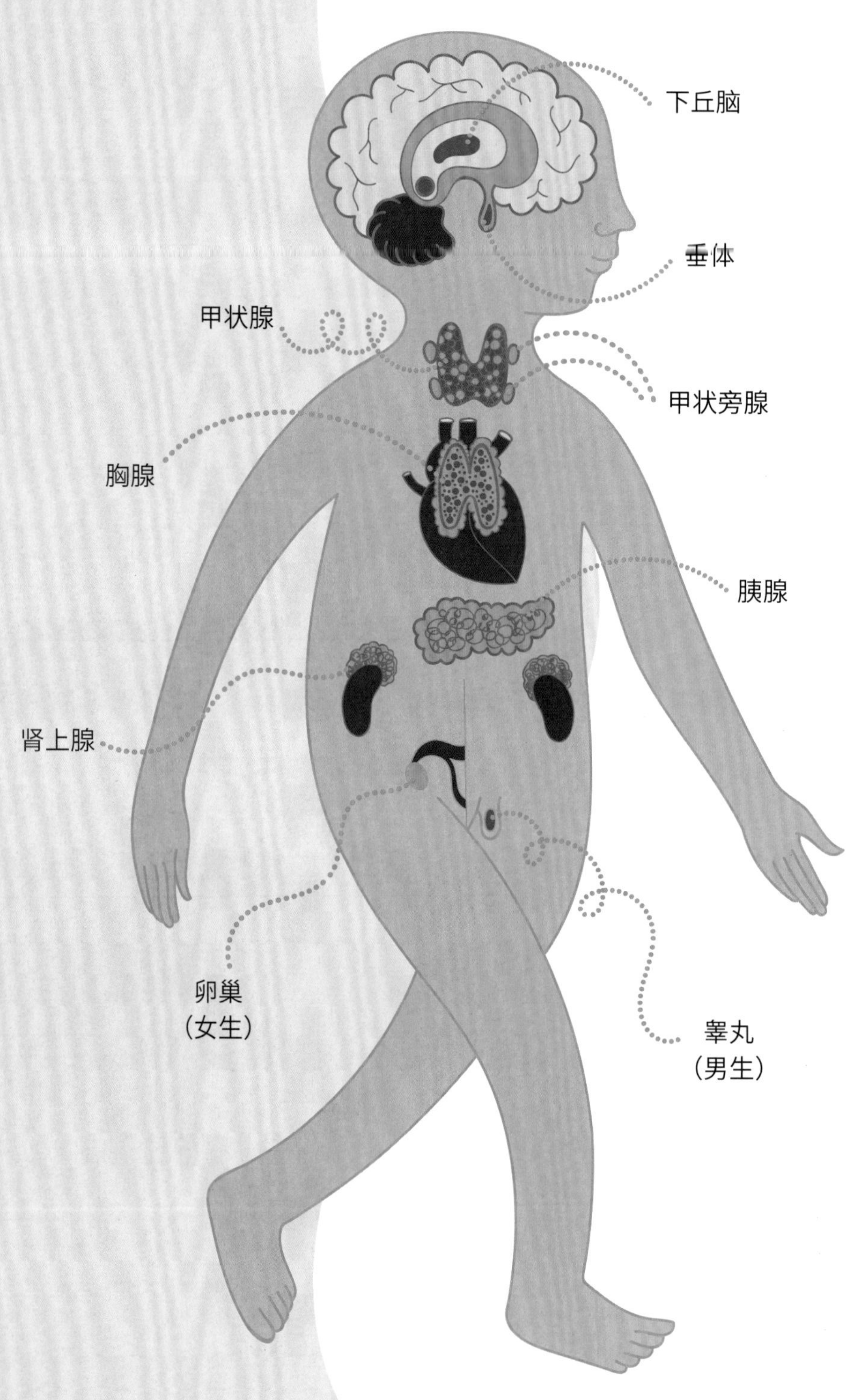
下丘脑
垂体
甲状腺
甲状旁腺
胸腺
胰腺
肾上腺
卵巢
（女生）
睾丸
（男生）

第七章

儿童的内分泌系统

儿童内分泌系统的特点

人体的内分泌系统由多个内分泌器官组成。内分泌器官包括垂体、甲状腺、甲状旁腺、肾上腺、胰腺（胰岛）、性腺（卵巢、睾丸）等。内分泌系统主要负责分泌激素，调节人体各项生理功能。

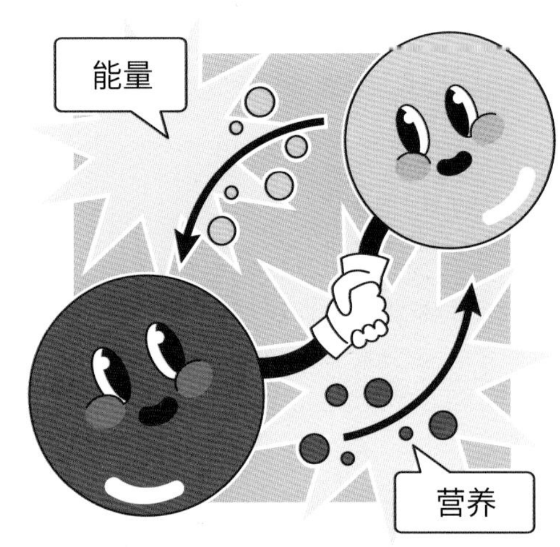

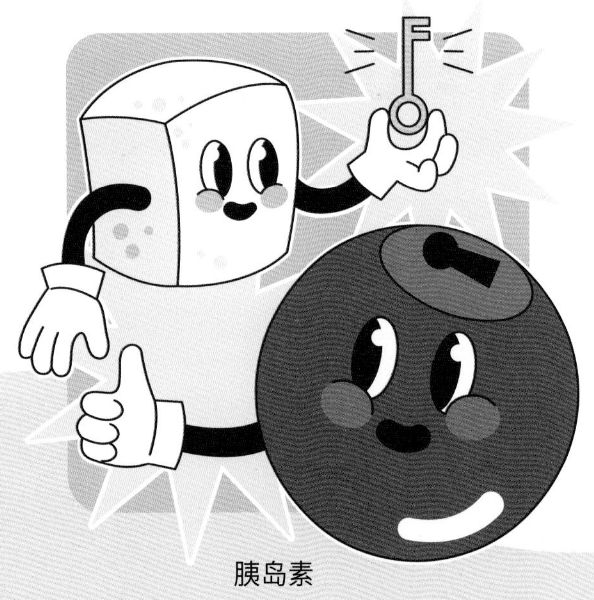

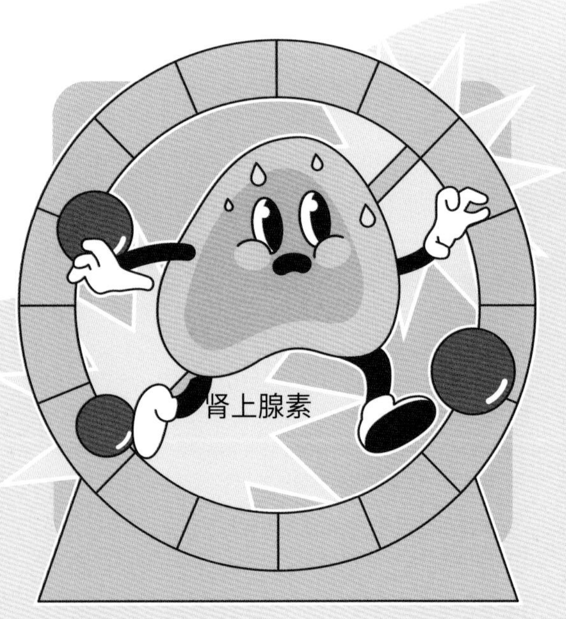

垂体

垂体是人体最重要的内分泌腺，分泌多种激素并调控其他多种内分泌腺分泌激素。促进儿童生长的生长激素就由垂体负责分泌。

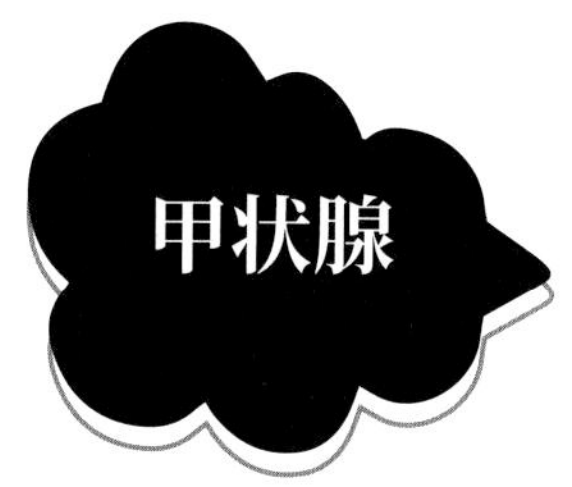

甲状腺

甲状腺负责合成并分泌甲状腺激素，用以调节人体的基础代谢和生长发育。甲状腺对婴儿的神经系统发育有重要作用。因此，父母要积极配合出生缺陷筛查，如有甲状腺疾病，可以尽早发现并及时治疗。

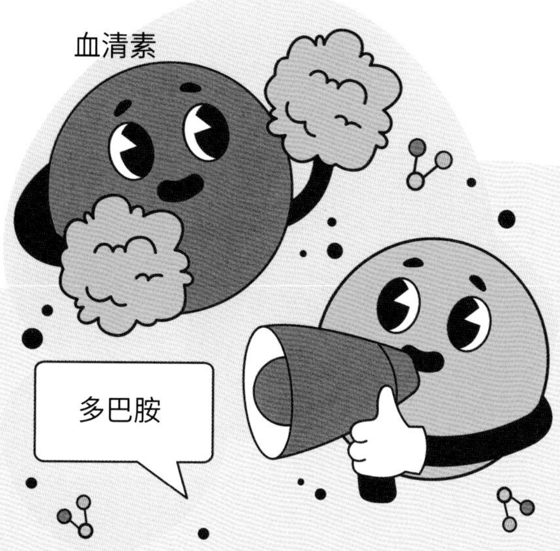

甲状旁腺

甲状旁腺主要分泌甲状旁腺激素。甲状旁腺激素和甲状腺滤泡旁细胞分泌的降钙素主要负责调控人体钙磷平衡以及骨骼代谢。

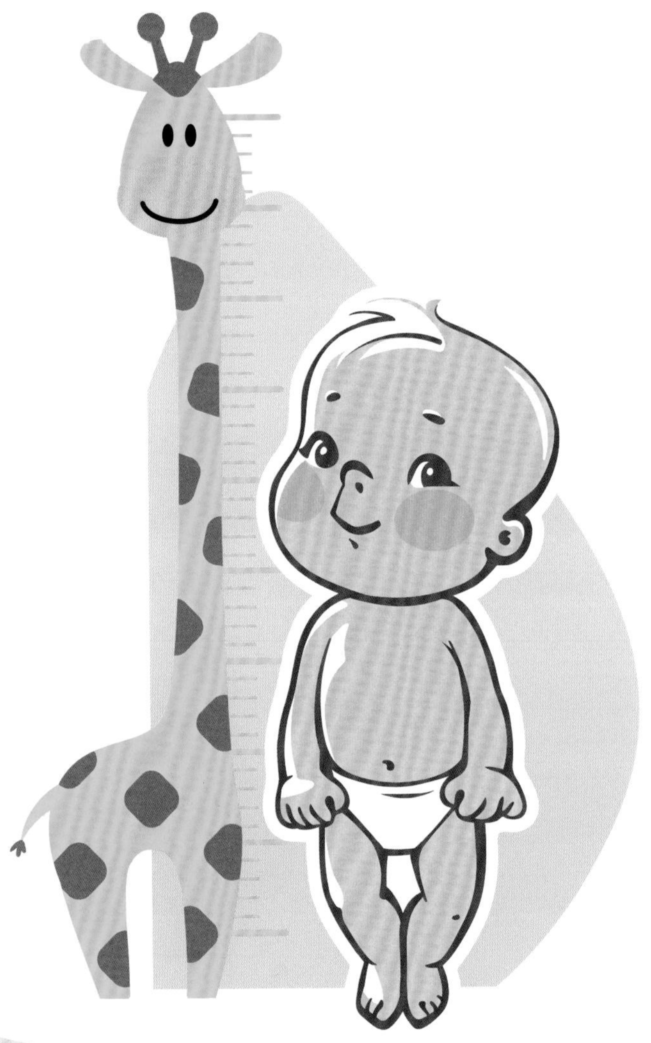

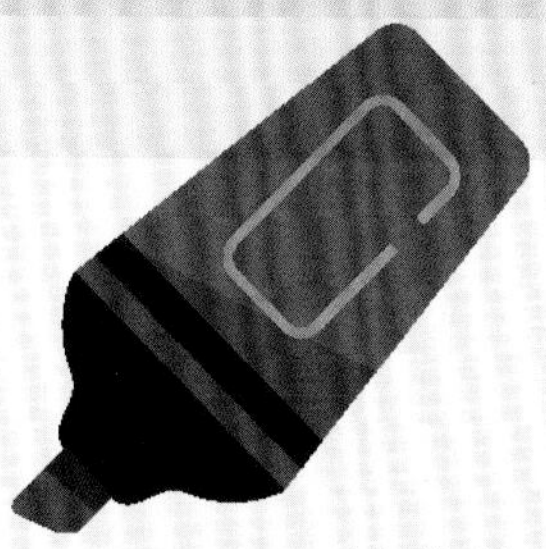

从胎儿时期到青春期，在儿童成长的过程中，内分泌系统本身也在不断发育。与此同时，内分泌系统负责合成和分泌激素，其功能又和儿童生长发育密切相关。如果内分泌系统发生功能异常就会导致内分泌疾病，影响儿童的成长与发育。常见的儿童内分泌疾病包括生长迟缓、性早熟、甲状腺疾病、糖尿病、尿崩症等。儿童内分泌疾病与成年人不同，治疗手段也有较大区别，家长们一定注意观察孩子的生长过程，如果发现异常要及时就医。

02

儿童生长发育里程碑

儿童生长发育过程会呈现**个体差异性**，但也有一定的规律可循。

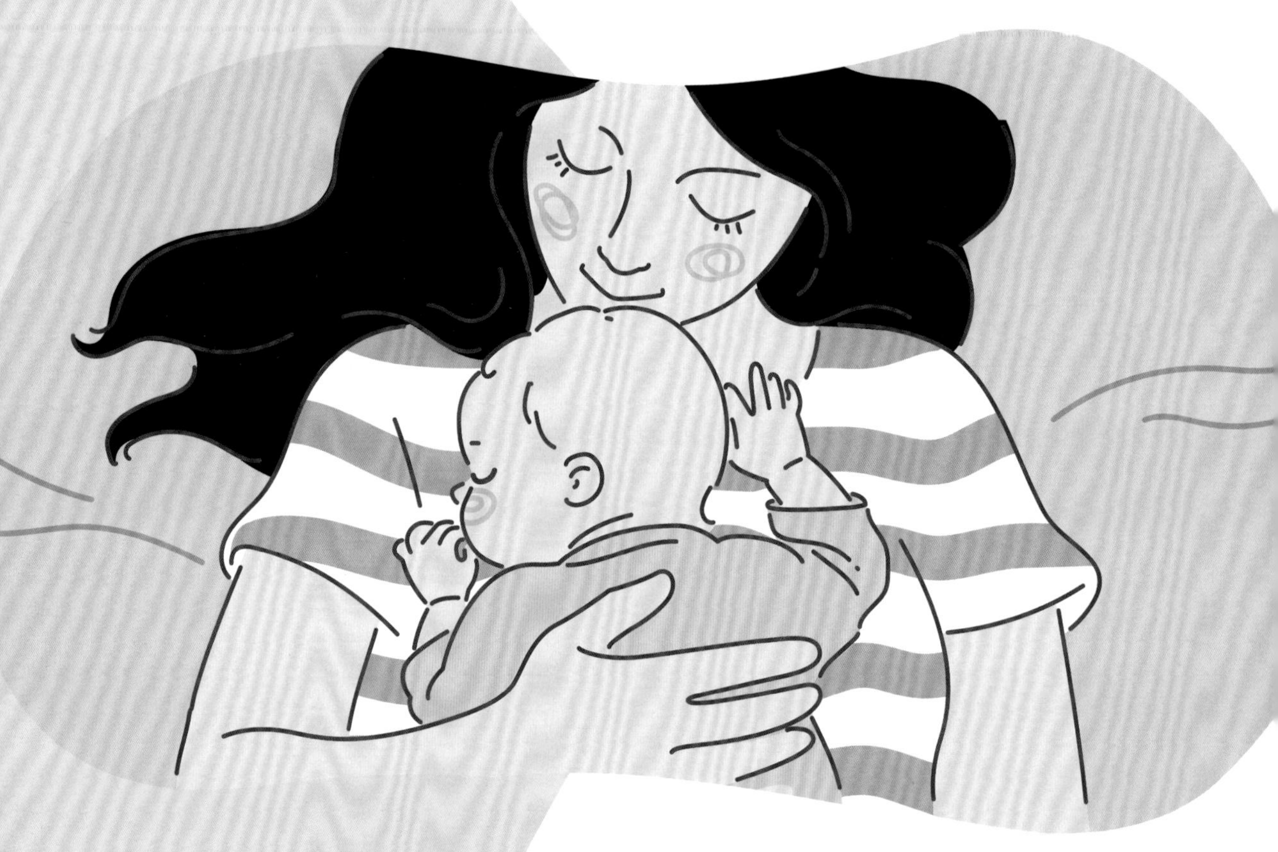

第八章

儿童生长发育规律

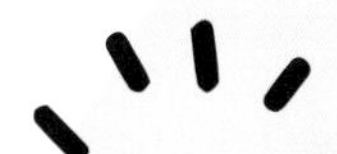

顺序性：由上到下，由近到远，由粗到细，由低级到高级，由简单到复杂。

由上到下：先学会抬头，再会翻身，然后会坐、会爬、会站、会走……

由近到远：先学会活动手臂和大腿，然后慢慢地掌握手指的活动和脚趾的活动。

由粗到细（以手部的活动为例）：孩子先学会用手掌拍打、拨动物品，慢慢发展到用五指抓取物品，随着手指发育逐渐灵活，可以用拇指和食指合作捏取物品（对指运动）。

由低级到高级（以手部的活动为例）：孩子先学会拍打、拨动手鼓，到能够堆叠积木，再到能够旋开瓶盖、扣好衣扣、完成拼图等。

由简单到复杂：随着生长发育，孩子从会看、会听，到会说、会模仿，再到会记忆、会思考。

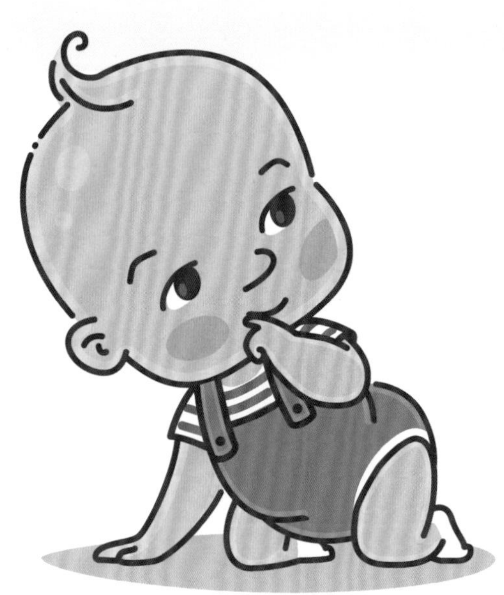

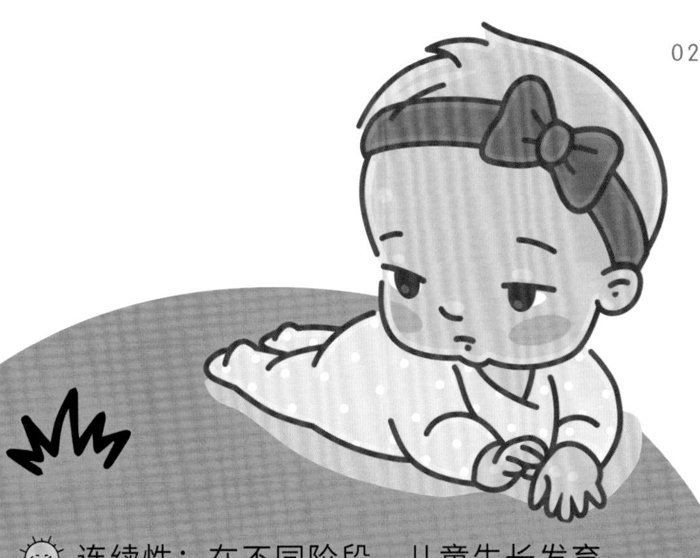

连续性：在不同阶段，儿童生长发育的速度可能会有所差异，但总体呈现持续发展的状态。如果儿童出现长时间的生长停滞，就要高度重视，需要及时分析原因并进行处理。

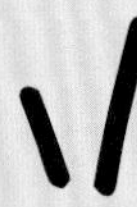

阶段性：儿童生长发育存在明显的阶段性。通常情况下，年龄越小生长发育的速度就越快。出生6个月内的宝宝生长速度最快，1周岁以后生长速度较为稳定，青春期之后身体又迎来生长发育的高峰。

不平衡性：儿童各器官开始发育的时间不同、发育的快慢也不同。神经系统的发育先快后慢，如脑发育一般是在3岁之内发育较快，在3岁以后逐渐减慢。呼吸、循环、消化、泌尿系统，以及肌肉和脂肪的发育与体格生长基本同步，但皮下脂肪的发育在幼儿时期最为迅速，肌肉组织发育则在学龄期开始加速。生殖系统在幼儿期基本处于静止状态，到青春期才开始发育。

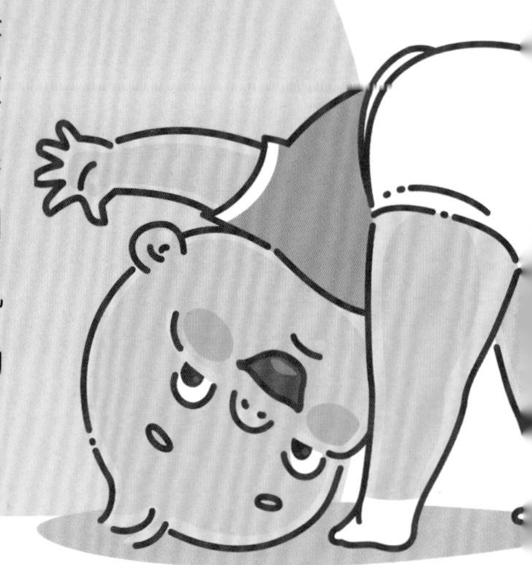

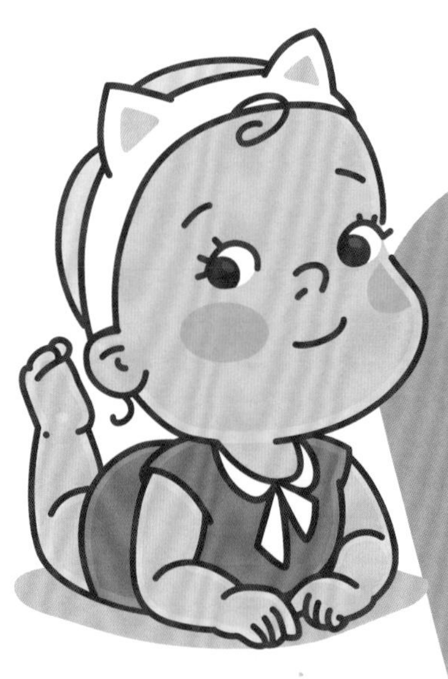

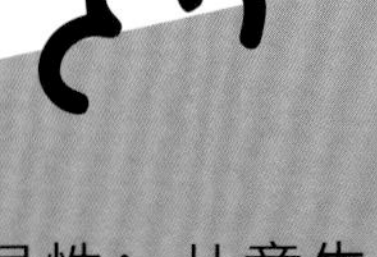

差异性：儿童生长发育在一定范围内受到先天性因素（遗传）和后天性因素（环境）的影响，具有个体差异性。同性别同年龄的儿童不仅会存在身高、体重等方面的差异，神经、心理发育也并不完全同步。

第九章

人类幼崽长成记（0～6岁）

婴儿期：世界，我来啦

出生～1 月龄

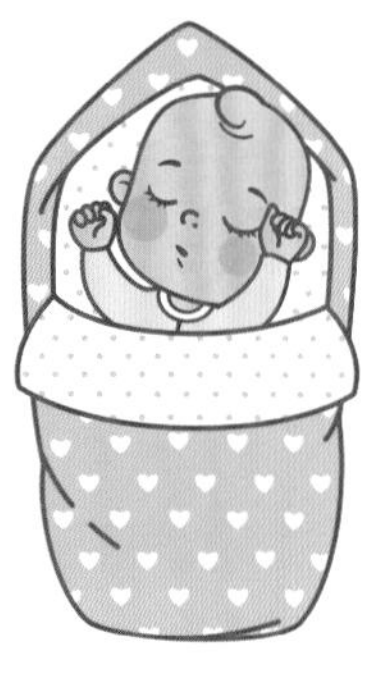

- 可以左右转头。
- 眼神追随移动的物体。
- 能识别父母的声音。
- 能分辨气味，当闻到难闻的气味时会转开头。
- 会微笑，会模仿人的表情。

出生～1 月龄

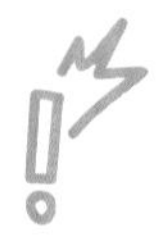

有以下状况应尽快就医

- 对大的声响没有反应。
- 对强烈的光线没有反应。
- 不能轻松地吸吮或吞咽。
- 身高、体重不增加。

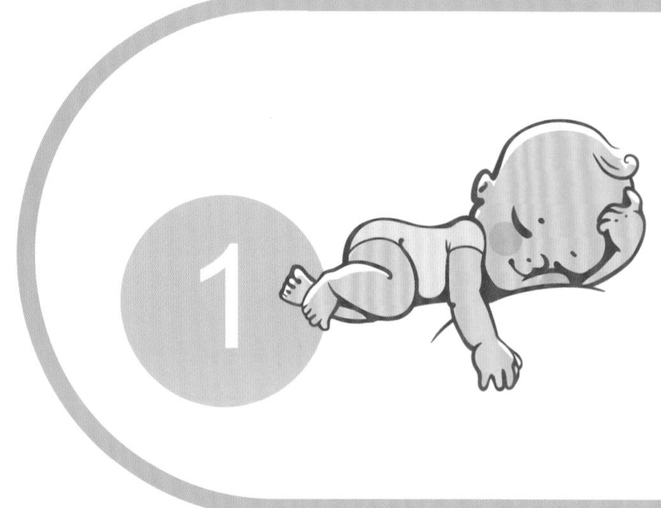

1～3月龄

有以下状况
应尽快就医

- 身高、体重和头围不增加。
- 不会微笑。
- 两只眼睛不能同时追随移动的物体。
- 不能转头找到声音的来源。
- 俯卧时不会抬头；抱坐时头不能稳定。

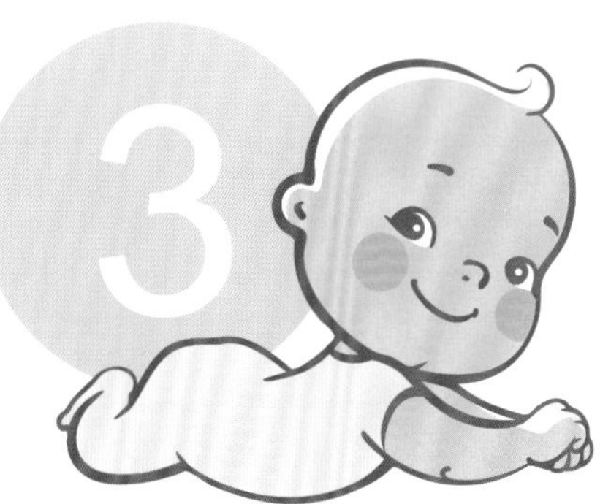

抬头，抱坐时头稳定。
到嘴里，能开合双手。
着东西看。
发声。
同的需求发出不同的哭声。

4～6月龄

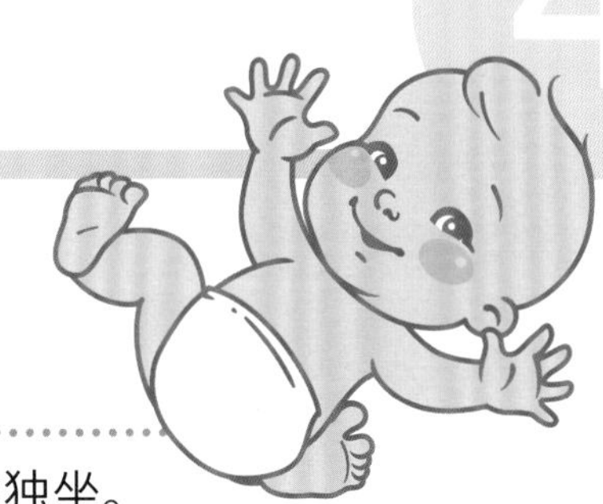

- 能翻身，靠着东西能坐或能独坐。
- 爱啃咬东西。
- 将物品从一只手转移到另一只手。
- 发出“o”“a”等声音。
- 戒备生人，依恋熟人。

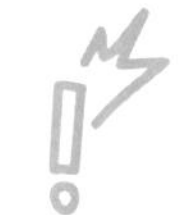

4～6月龄

有以下状况
应尽快就医

- 不会用手抓东西。
- 体重、身高不增长。
- 不会翻身。
- 不会笑。

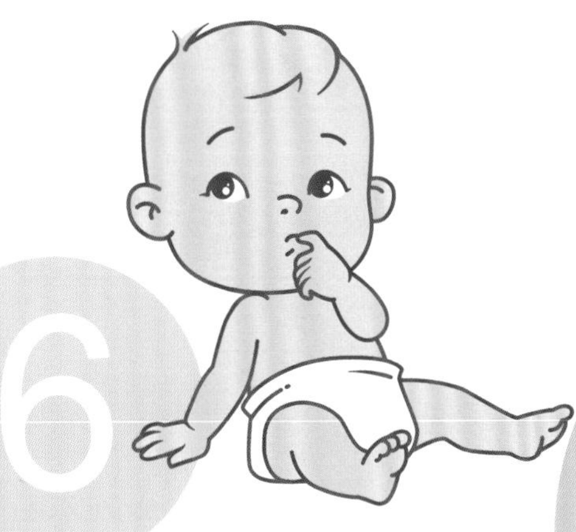

7～9月龄

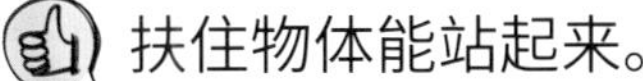

- 扶住物体能站起来。
- 会爬。
- 发展出钳状抓握能力（用拇指和食指抓）。
- 发出如“baba、mama”等不同的声音。
- 能根据指令指物品。

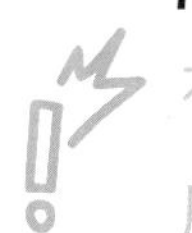

7～9月龄

有以下状况
应尽快就医

- 不能用拇指和食指捏取东西。
- 对新奇的声音或不寻常的声音不感兴趣。
- 不能独坐。
- 不会吞咽菜泥、饼干等固体食物。

10～12月龄

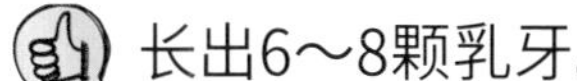

- 长出6～8颗乳牙。
- 能熟练地爬。
- 扶着物体能走。
- 能找到被藏起来的物品。
- 能听懂简单的口头要求和指令，能摇头表示“不”或挥手表示“再见”。
- 喜欢跟小朋友一起玩。

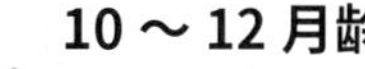

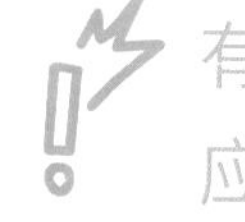

10～12月龄

有以下状况
应尽快就医

- 当快速移动的物体靠近眼睛时，不会眨眼。
- 还没有长牙。
- 不会模仿简单的声音。
- 不能根据简单的口令做动作。
- 不能和父母、家人友好地玩。

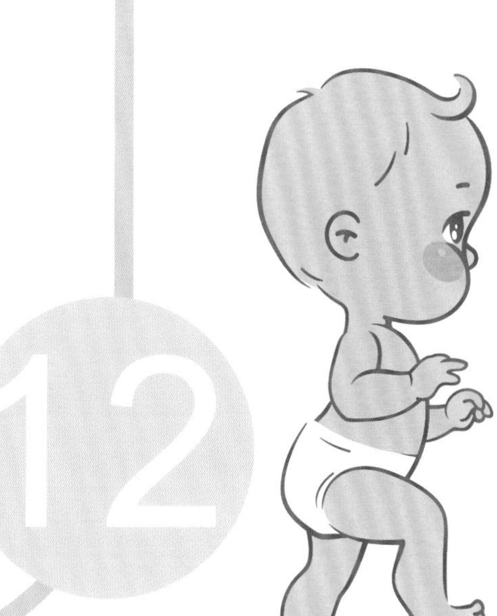

幼儿期：世界，让我瞧瞧

1～1.5岁

- 有8～14颗乳牙。
- 能独站、独走。
- 能说出自己的名字。
- 能用一两个字表达自己的意愿。
- 能有意识地叫“爸爸”“妈妈”。

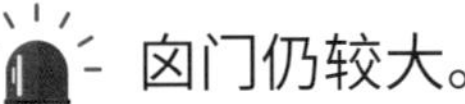

1～1.5岁

有以下状况
应尽快就医

- 囟门仍较大。
- 不能表现多种情感，如愤怒、高兴、恐惧等。
- 不会爬。
- 不会独站。

1.5～2岁

- 能向后倒退着走。
- 扶栏杆能上下楼梯。
- 在大人帮助下，能自己用勺吃饭。
- 能主动表示想大小便。
- 知道并会运用自己的名字。

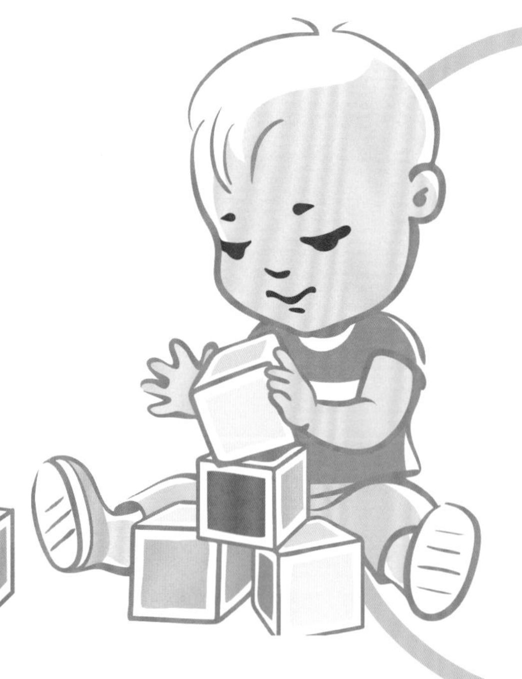

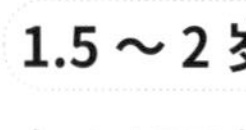

1.5～2岁

有以下状况
应尽快就医

- 不能用“是”或“不是”回答简单的问题。
- 不会独立走路。
- 不试着讲话或者不会重复词语。
- 对一些常用词不理解，不会使用常见物品。

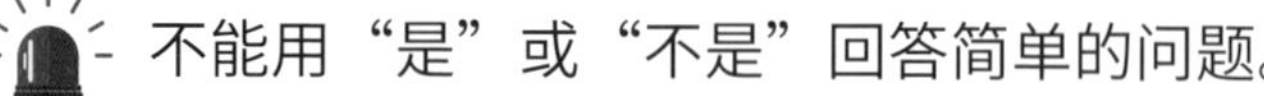

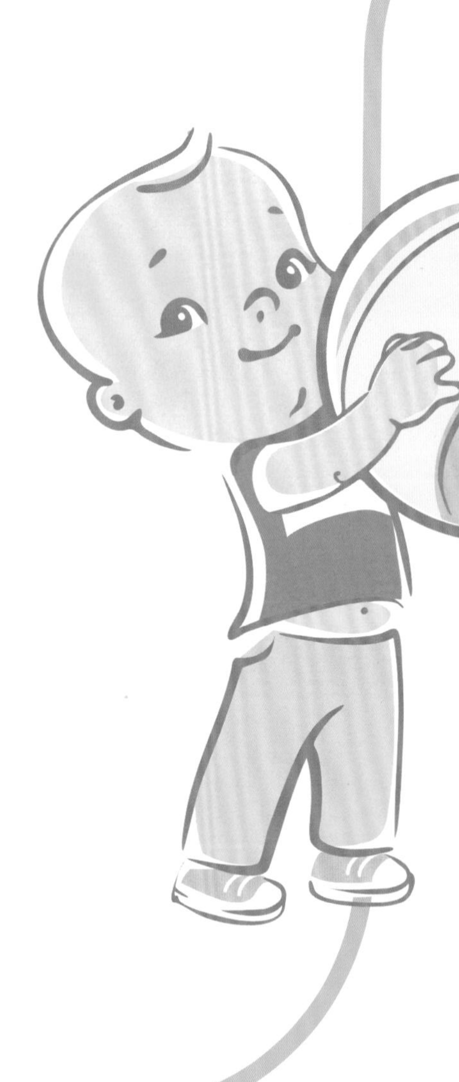

2～3岁

- 乳牙出齐20颗。
- 能用手指捏住细小的物体，能解开和扣上衣服上的大纽扣。
- 能自己上下楼梯。
- 能握住大的蜡笔并在纸上涂鸦。
- 能把物体进行简单的分类。
- 能说出6～10个词的句子，能比较准确地使用“你”“我”“他”。
- 喜欢和小朋友一起玩，相互模仿言行。

2～3岁

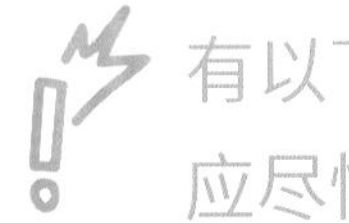

有以下状况应尽快就医

- 经常摔倒；不能在成人的帮助下爬台阶。
- 不能提问题。
- 不能说出熟悉的物品的名称；不能说出由2～3个字组成的句子。
- 不能根据某个特征把熟悉的物品分类。
- 不喜欢和小朋友玩。

学龄前期：小幼苗持续生长ing

3～4岁

- 能交替迈步上下楼梯。
- 能倒着走，能原地蹦跳。
- 能短时间单脚站立。
- 能用简短的话表达自己的愿望和要求。
- 能记住家人的姓名、电话和家庭住址等。
- 能使用筷子、勺等餐具，能独立进餐。
- 能独立穿衣。

3～4岁

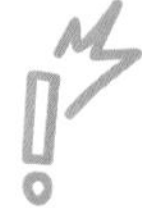

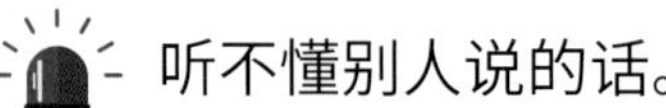

- 听不懂别人说的话。
- 不能说出自己的名字和年龄。
- 不能说出由3～4个字组成的句子。
- 不能独自玩耍三四分钟。
- 不会原地跳。

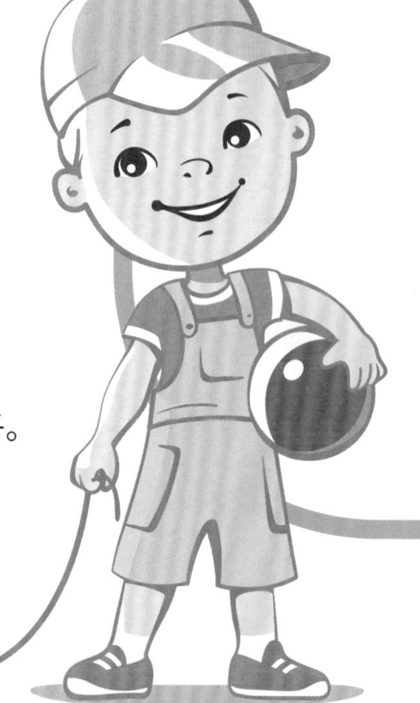

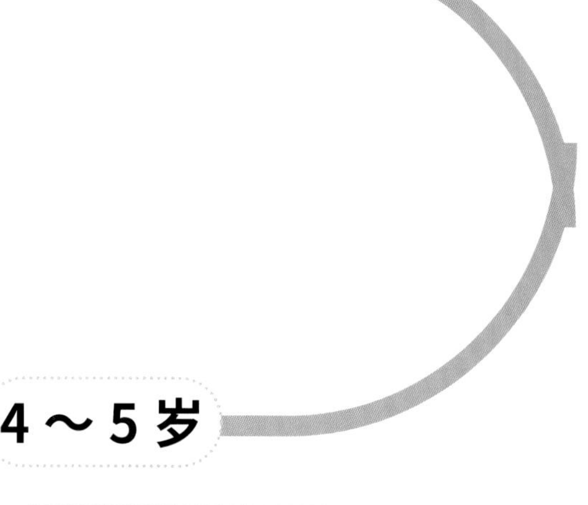

4～5岁

- 能熟练地单脚跳。
- 能沿着一条直线行走。
- 能正确地握笔，能画出简单的图形。
- 能串较小的珠子。
- 认识10以内的数字。
- 能独自看懂并描述简单的图画。
- 能比较清晰地表达自己的意愿。

4～5岁

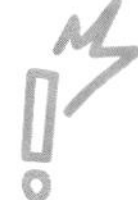

有以下状况应尽快就医

 无法说出自己的全名。

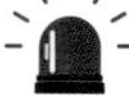 无法辨认简单的形状。

 说出的话别人听不懂。

 不能单脚跳跃。

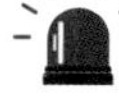 不能独立上厕所，不能控制大小便。

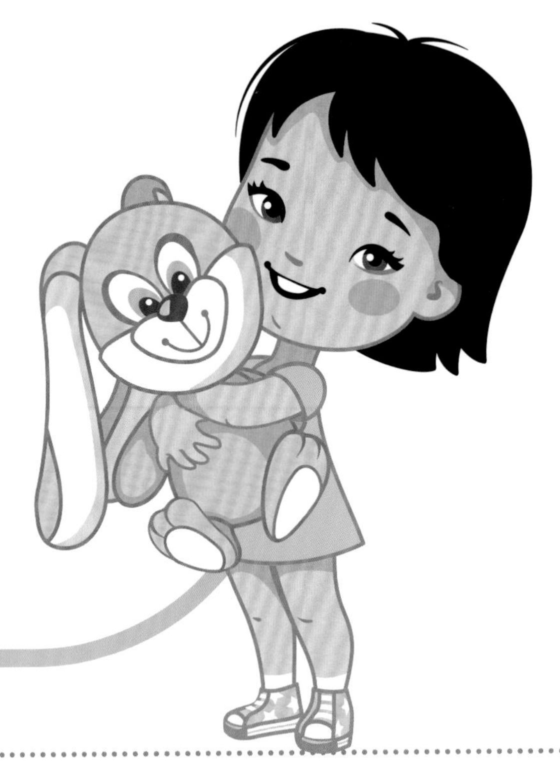

5～6岁

- 会写简单的汉字。
- 能按从短到长，从小到大等顺序为物体排序。
- 数数能数到20或20以上。
- 能把时间和日常生活联系起来，如几点该做什么。
- 能辨认一元、五元等钱币。
- 能准确地转告简短的口信，会接电话。
- 情绪大起大落的情况减少。

5～6岁

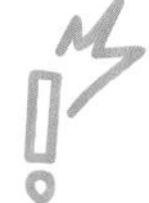

有以下状况
应尽快就医

- 不能交替迈步上下楼梯。
- 不能安静地听完5～7分钟的小故事。
- 不能独立地完成一些简单的生活技能，如刷牙、洗手等。

第十章

0～6岁儿童健康管理服务

小儿年龄	健康体检项目	健康管理内容
出院后1周内	新生儿家庭访视	询问一般情况、预防接种和先天性疾病筛查情况；观察家居环境、进行体格检查等；指导新生儿护理和母乳喂养
满月	健康检查	询问发育和患病情况；体格检查和生长发育评估；健康指导（包括科学喂养、合理膳食、生长发育、疾病预防、预防伤害、口腔保健等）
3月龄	健康检查	
6月龄	健康检查+血常规+听力筛查	
8月龄	健康检查+血常规	
12月龄	健康检查+听力筛查	
18月龄	健康检查+血常规	询问发育和患病情况；体格检查和生长发育评估；健康指导（包括科学喂养、合理膳食、生长发育、疾病预防、预防伤害、口腔保健等）
24月龄	健康检查+听力筛查	
30月龄	健康检查+血常规	
3周岁	健康检查+听力筛查	
4周岁	健康检查+血常规+视力筛查	
5周岁	健康检查+血常规+视力筛查	
6周岁	健康检查+血常规+视力筛查	

我国基本公共服务项目中包括开展0～6岁儿童健康管理服务。

小儿年龄	中医药健康管理服务	预防接种
出院后1周内		见《国家免疫规划疫苗儿童免疫程序表（2021年版）》
满月		
3月龄		
6月龄	中医饮食、起居调养指导；传授按摩、捏脊方法；其他	
8月龄		
12月龄	中医饮食、起居调养指导；传授按摩、捏脊方法；其他	
18月龄	中医饮食、起居调养指导；传授按揉迎香穴、足三里穴方法；其他	
24月龄	中医饮食、起居调养指导；传授按揉迎香穴、足三里穴方法；其他	
30月龄	中医饮食、起居调养指导；传授按揉四神聪穴方法；其他	
3周岁	中医饮食、起居调养指导；传授按揉四神聪穴方法；其他	
4周岁		
5周岁		
6周岁		

03

儿童需要的各种营养

人体需要**40多种**营养素，其中**6种**最为重要，被称为**六大营养素**，分别是蛋白质、脂类、碳水化合物、矿物质、维生素、水。

蛋白质

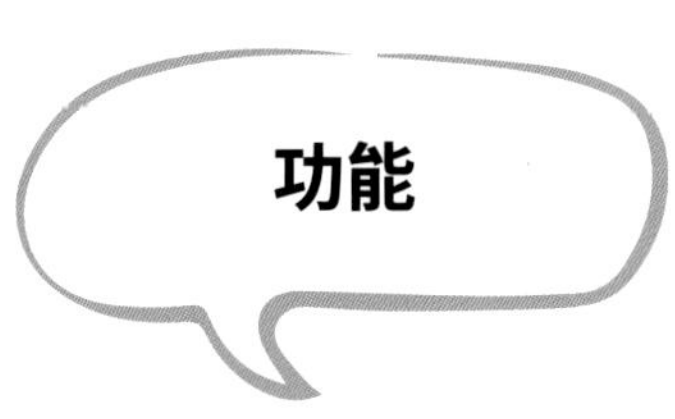

功能

- 构造新细胞、新组织，修复组织。蛋白质有助于伤口愈合。
- 蛋白质是合成酶、激素的原料，可以调节机体功能。酶和激素就像勤恳的“工人”，日夜不息在人体内劳作，起到帮助人体消化食物，维持机体功能以及修复损伤等重要的作用。
- 供给能量。除了糖和脂肪可以提供能量以外，蛋白质在特殊情况下也可以为人体提供能量。

植物性蛋白质

花生、核桃、豆类等。

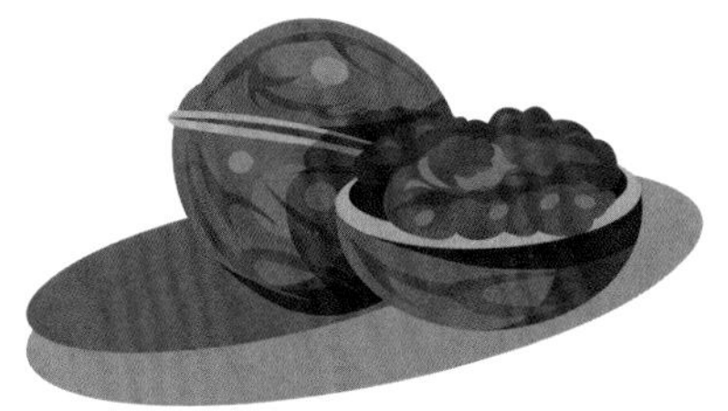

动物性蛋白质

肉类、鲜奶、蛋类等。

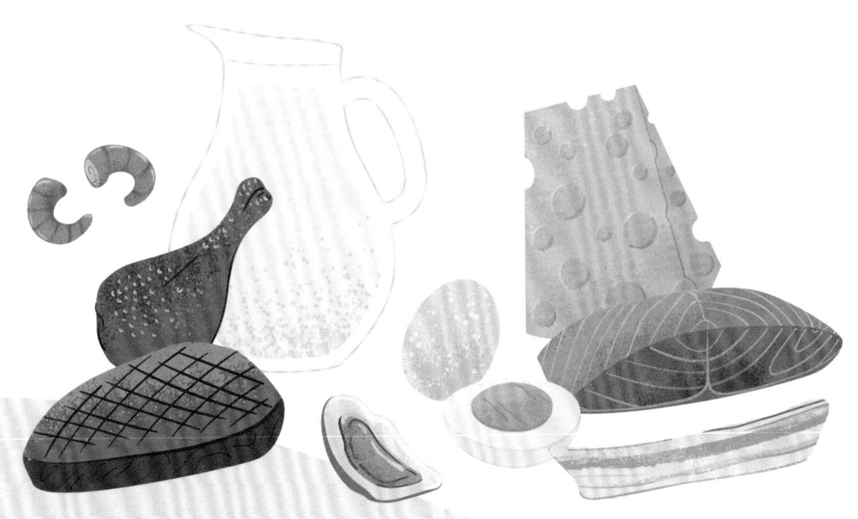

脂类

功能

储存能量。当人体摄入过多糖分后，糖分就会转变为脂肪储存起来。婴幼儿体内褐色脂肪占比较高，主要分布在肩胛骨间、颈背部等部位，在人体需要时能产生大量热量。随着年龄增长，褐色脂肪在人体的占比逐渐降低，在成人体内仅占2%左右。

保护机体。当摔倒或受到撞击时，脂肪在一定程度上可以起到缓冲作用。

脂肪是人体的保温层。在寒冷的天气里，脂肪可以减少热量散失。

构成组织，如细胞膜、神经髓鞘都必须有脂类参与构成。

促进脂溶性维生素，如维生素A、维生素E、维生素D的吸收。因此，在饭后服用脂溶性维生素可以达到更好的吸收效果。

植物性脂肪来源

花生油、菜籽油、芝麻油、核桃油、坚果等。

动物性脂肪来源

猪油、牛油、各种肉类等。

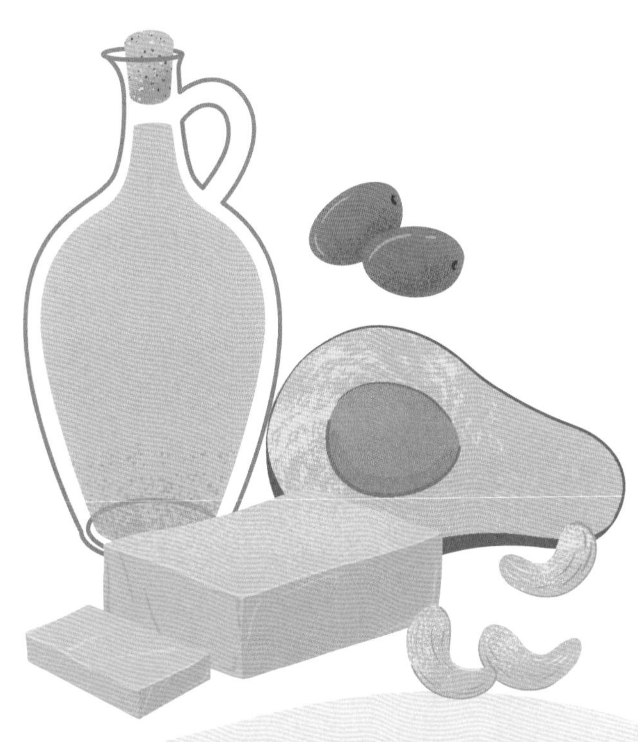

碳水化合物（糖类）

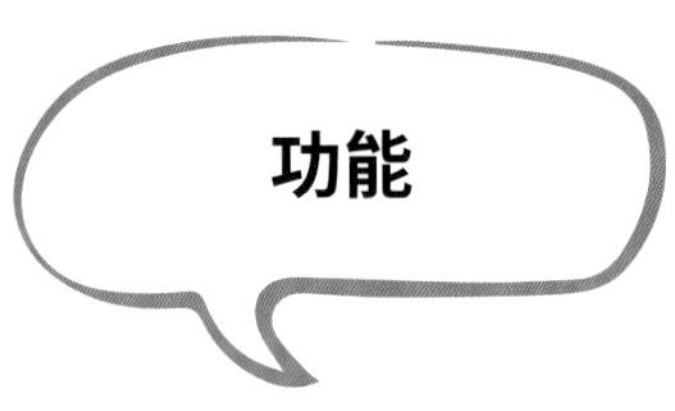

提供热量。糖类是人体最主要的供能物质。

构成组织。核酸中的核糖、抗体中的糖蛋白、细胞膜中的糖脂等的构成都离不开糖类。

维持神经系统的正常生理功能。

合成肝糖原和肌糖原储存能量。

抗生酮作用。供给能量首先要消耗糖类，其次是脂类，最后是蛋白质。因此，保证正常的糖分摄入可以避免因脂肪大量消耗产生酮体而对人体造成的损害。

食物来源

通过正常饮食摄入即可。儿童应避免摄入过多糖分，防止蛀牙。

果糖：水果、蜂蜜。

蔗糖：白糖、红糖等。

乳糖：母乳和牛乳。

谷类：谷类作物含有丰富的淀粉，淀粉水解后成为葡萄糖被人体吸收利用。

根茎类：如马铃薯、山药等食物同样富含淀粉，可以为人体提供热量。

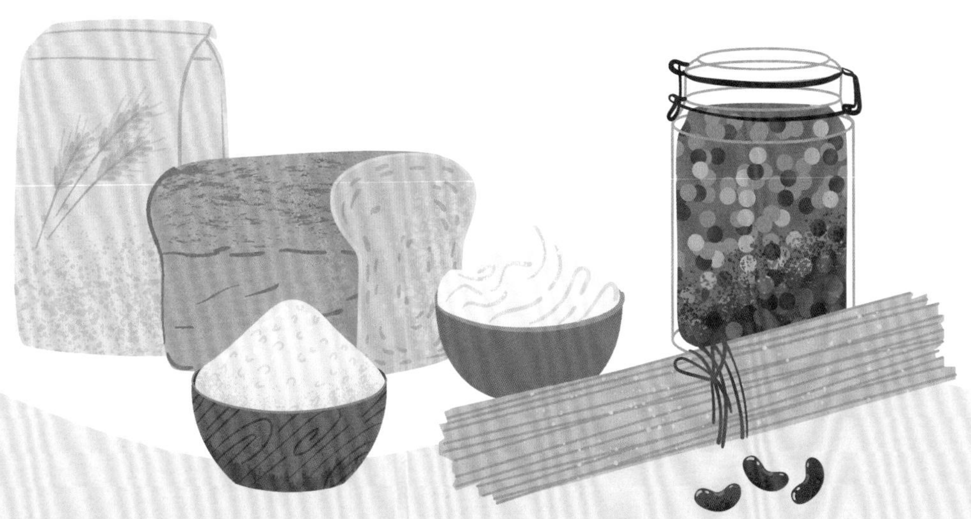

无机盐

无机盐主要指钙、铁、锌、碘等物质。

钙：主要存在于骨骼和牙齿中，一小部分存在于血液中用以维持神经肌肉的正常兴奋性，以及参与酶的激活和凝血过程。

钙主要来源于牛奶、海产品、豆类及豆制品中，处于生长发育旺盛阶段的儿童、青少年应该保持充足的钙摄入以维持生长发育。

铁：合成血红蛋白的重要原料，参与氧气的运输。

铁主要来源于木耳、海带、芝麻酱等植物性食物中以及猪肝、瘦肉、鱼类等动物性食物中。一般情况下通过正常饮食摄入即可。

锌：参与人体内酶的合成，维持机体的正常代谢功能。

锌主要来源于豆类、坚果等植物性食物。肉、奶、蛋等动物性食物中也含有锌。

碘：构成甲状腺素的原料，能够促进物质能量代谢，对机体的正常生长发育至关重要。

人体自身不能合成碘，主要通过食物摄取，如紫菜、海带、海鱼以及加碘食盐。孕妇应当注意适量补碘，避免缺碘引起胎儿畸形；对于新生儿而言，母乳是补碘的良好途径。人工喂养的新生儿可在医生的指导下补碘。

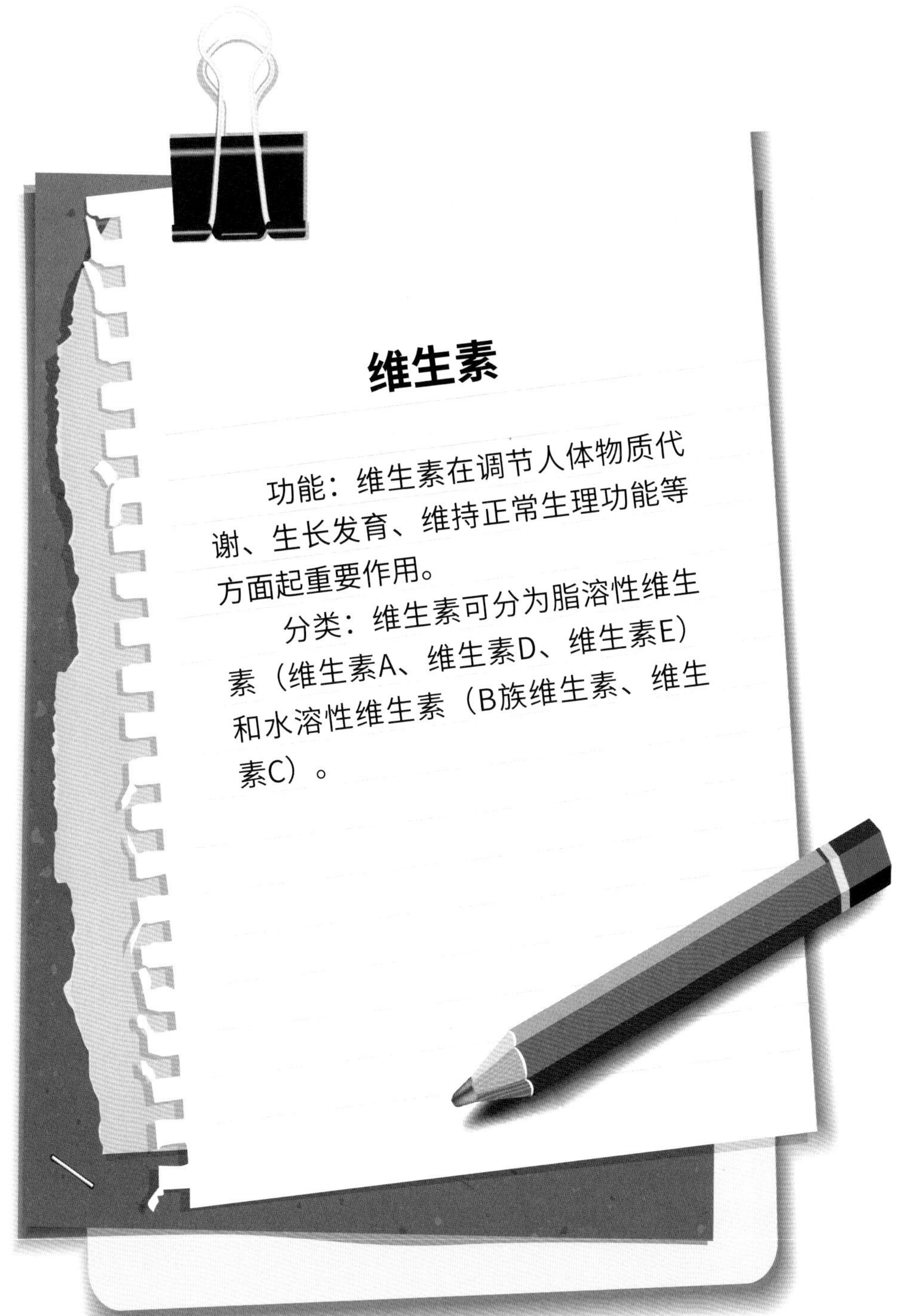
维生素
功能：维生素在调节人体物质代谢、生长发育、维持正常生理功能等方面起重要作用。
分类：维生素可分为脂溶性维生素（维生素A、维生素D、维生素E）和水溶性维生素（B族维生素、维生素C）。

【维生素 A】

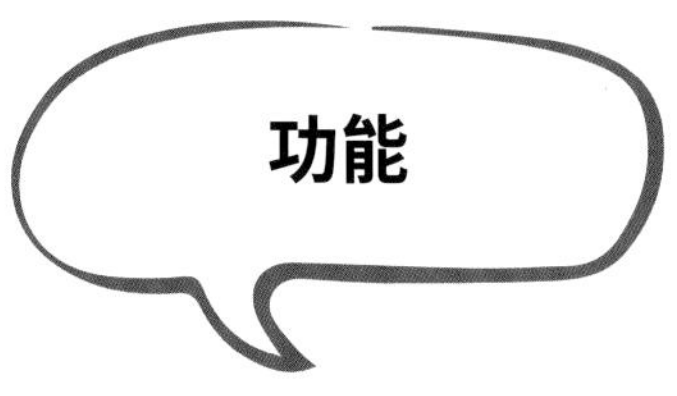

维生素A活性形式——视黄醛可参与视觉传导；维生素A活性形式——视黄酸可调控基因表达和细胞生长与分化；维生素A和胡萝卜素是有效的抗氧化剂；维生素A及其衍生物可抑制肿瘤生长。

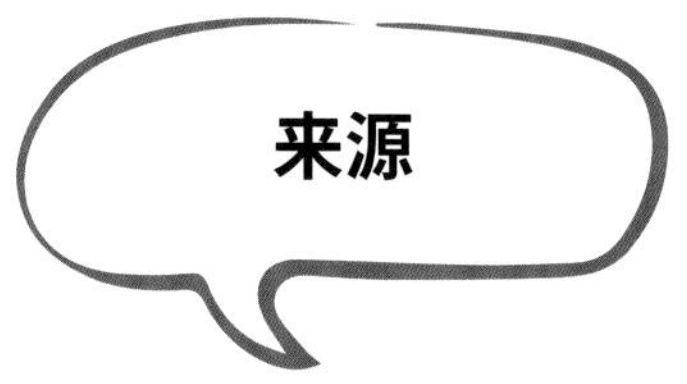

动物肝脏、肉类、蛋黄、乳制品、鱼肝油等动物性食物。

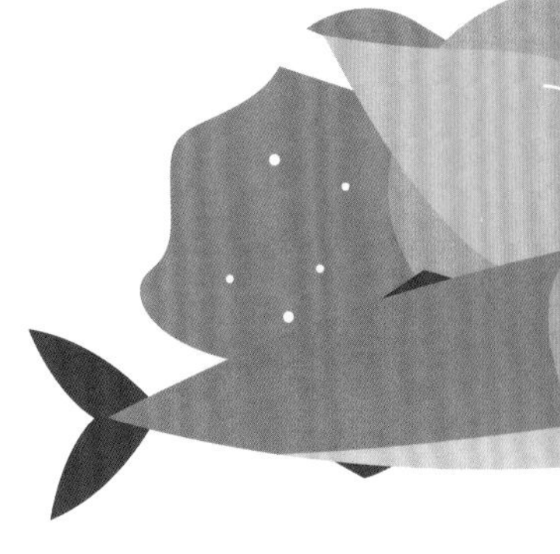

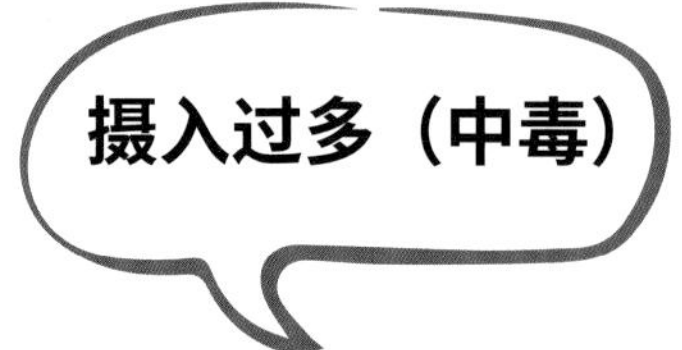

①头痛、恶心及共济失调等中枢神经系统表现；②肝细胞损伤和高脂血症；③长骨增厚、高钙血症、软组织钙化等钙稳态失调表现，以及皮肤干燥、脱屑和脱发等表现。

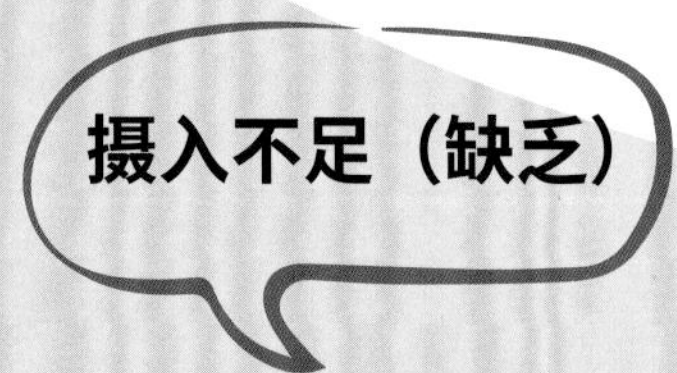

①对弱光敏感性降低，从明处到暗处看清物质所需的时间，即暗适应时间延长，严重时会发生“夜盲症”；②可引起严重的上皮角化，出现干眼症；③机体免疫功能下降，容易生病。

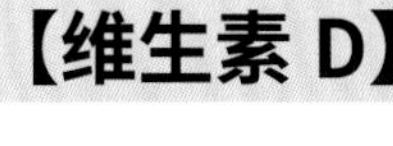

【维生素 D】

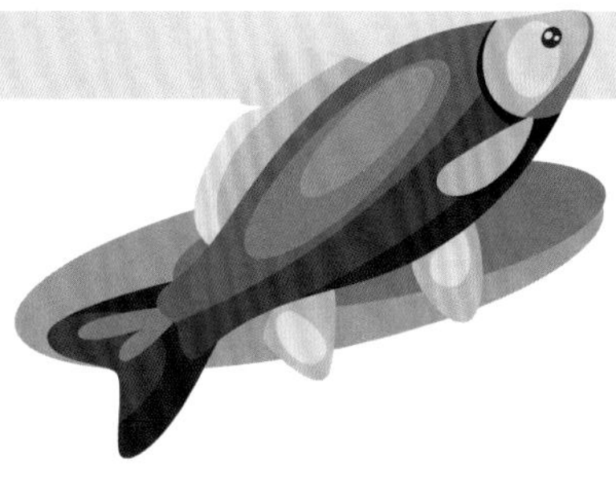

功能

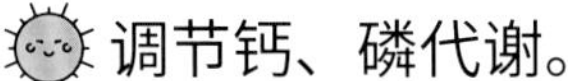

- 调节钙、磷代谢。
- 调节细胞分化。

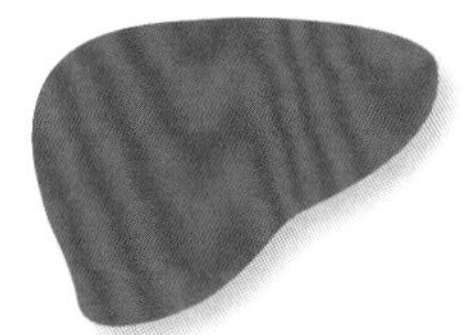

来源

鱼油、蛋黄、动物肝脏等食物中含有维生素D。除此之外，人体皮肤在紫外线的照射下可合成维生素D_3。因此，适当晒太阳有助于补充维生素D。

摄入过多（中毒）

症状主要有异常口渴、皮肤瘙痒、厌食、嗜睡、呕吐、腹泻、尿频，以及高钙血症、高钙尿症、高血压和软组织钙化等。

摄入不足（缺乏）

儿童可患佝偻病，成人可发生软骨病和骨质疏松症。维生素D缺乏也与自身免疫性疾病的发生有关。

【维生素 E】

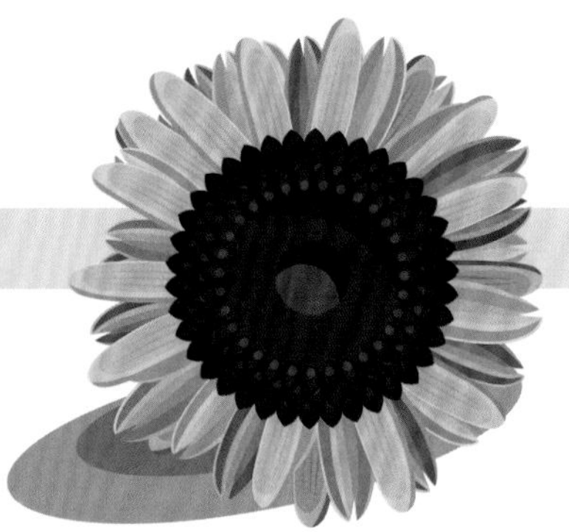

功能

- 重要的脂溶性抗氧化剂之一。
- 促进血红素的合成。

来源

维生素E主要存在于植物油、油性种子和麦芽中。

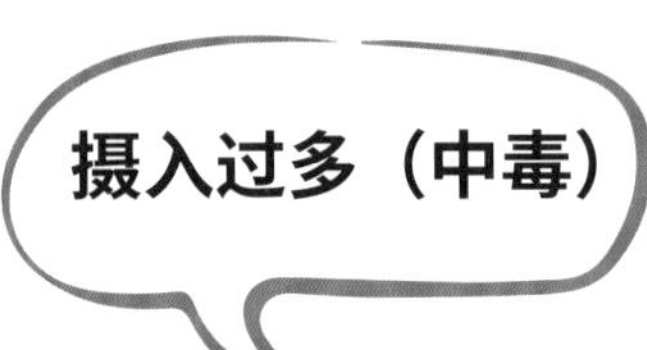

摄入过多（中毒）

长期大剂量服用维生素E会加重肝脏和肾脏的负担，损伤肝、肾功能。

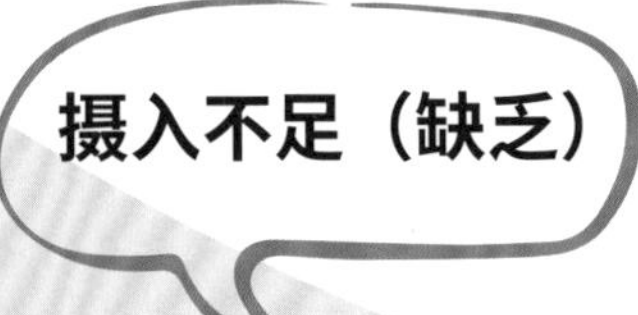

摄入不足（缺乏）

①缺乏维生素E可对神经系统造成损伤，出现共济失调、感觉异常等症状；②缺乏维生素E可导致生殖障碍。

【维生素 K】

功能

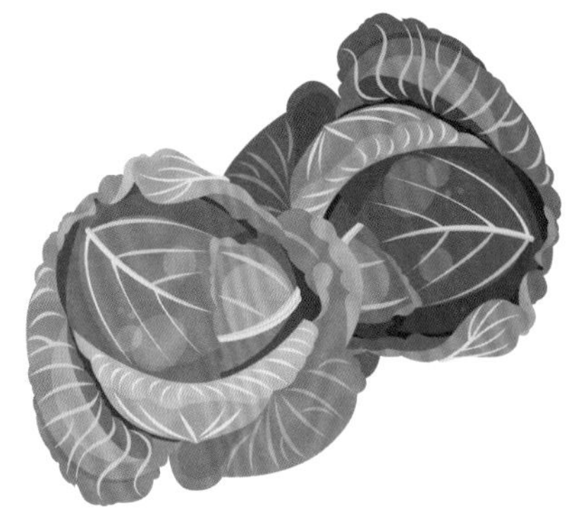

- 维生素K是凝血因子合成所必需的辅酶。
- 维生素K对骨代谢具有重要作用。

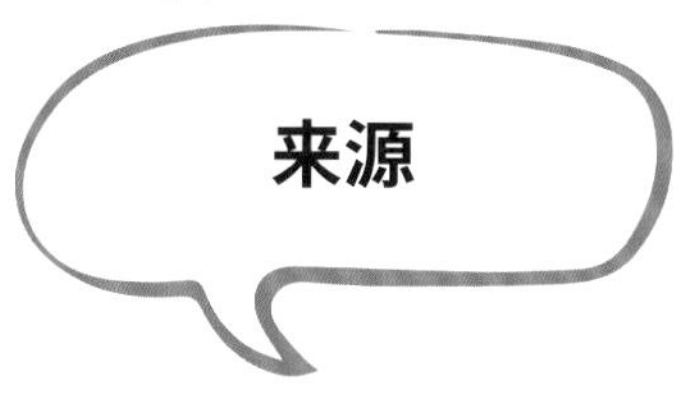

来源

维生素K主要存在于深绿色蔬菜（如甘蓝、菠菜、莴苣等）和植物油中。

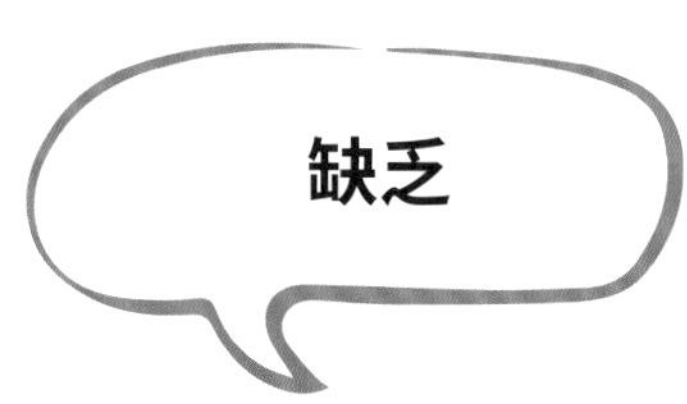

缺乏

维生素K缺乏容易引发出血症状，包括皮肤出现淤斑、牙龈出血、鼻子出血等。

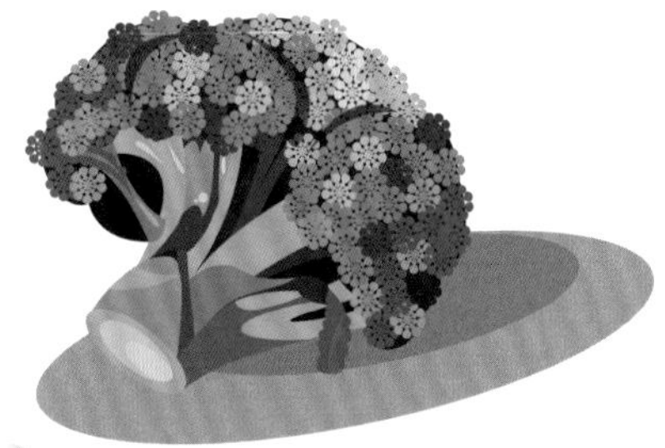

【维生素 B_1】

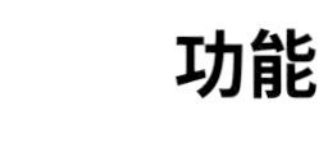

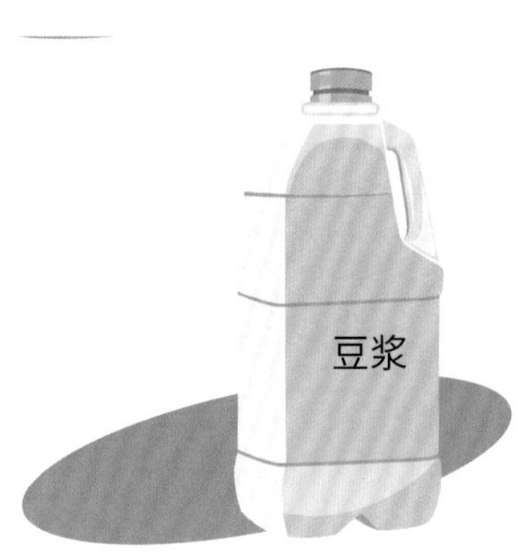

- 在能量代谢中发挥重要的作用。
- 帮助神经传导。

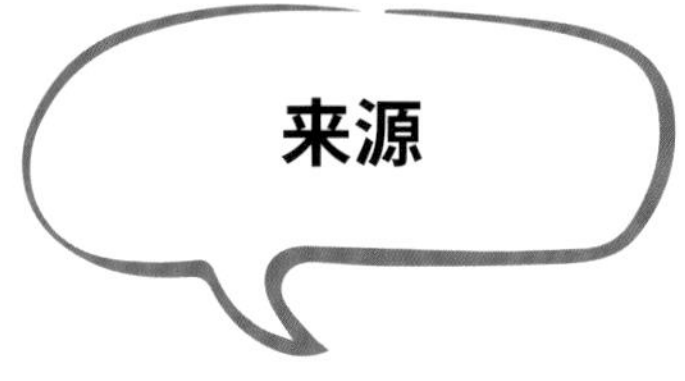

维生素B_1主要存在于豆类和种子外皮（如米糠）、胚芽和瘦肉中。

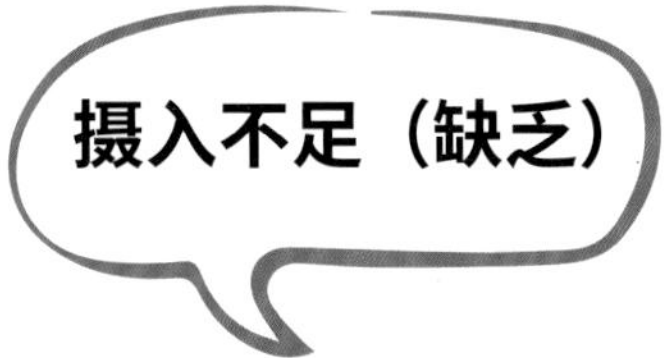

维生素B_1缺乏会导致脚气病，即维生素B_1缺乏症，主要影响神经系统、消化系统和循环系统。其主要症状为乏力、食欲减退、消化不良、肌肉酸痛等。

脚气病≠脚气

脚气病因维生素B_1缺乏导致；脚气因足部感染真菌所致。

【维生素 B_2】

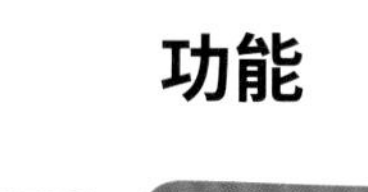

功能

- 参与氧气、脂肪酸、氨基酸、糖的代谢。
- 参与药物代谢。

来源

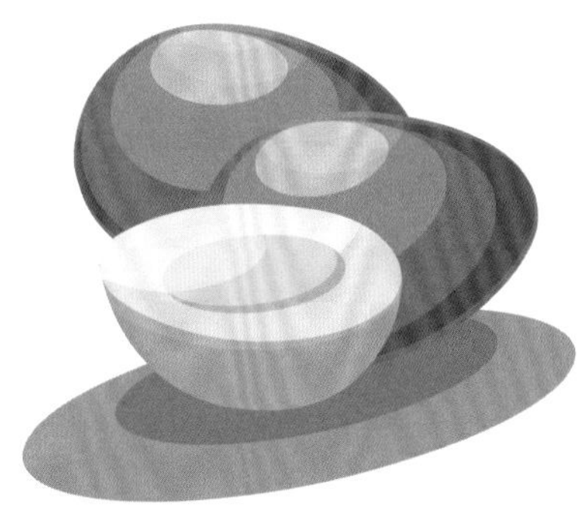

奶与奶制品、动物肝脏、蛋类和肉类等。

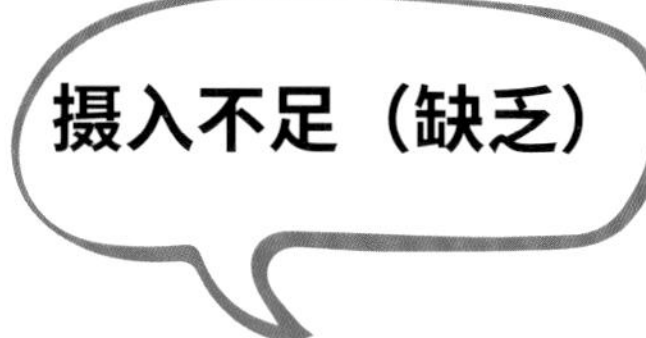

摄入不足（缺乏）

食物清洗方式不科学（大米淘洗次数过多、蔬菜切碎后浸泡等）、食用脱水蔬菜或所食牛奶多次煮沸等均可导致维生素B_2缺乏。

维生素B_2缺乏可引起口角炎、唇炎、结膜炎、眼睑炎、口腔溃疡、皮肤干燥脱屑等症状。

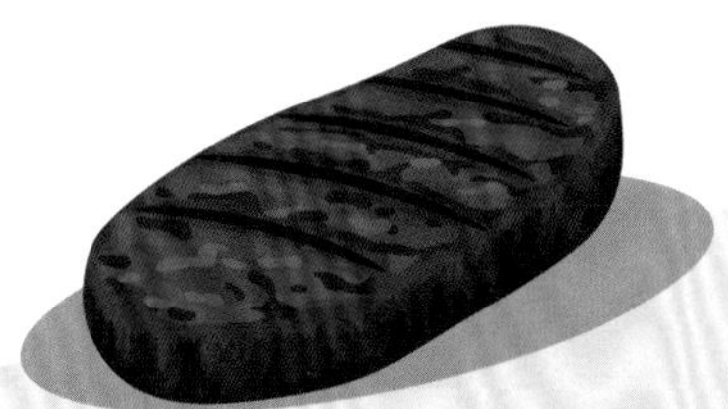

【维生素 PP】

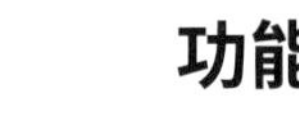

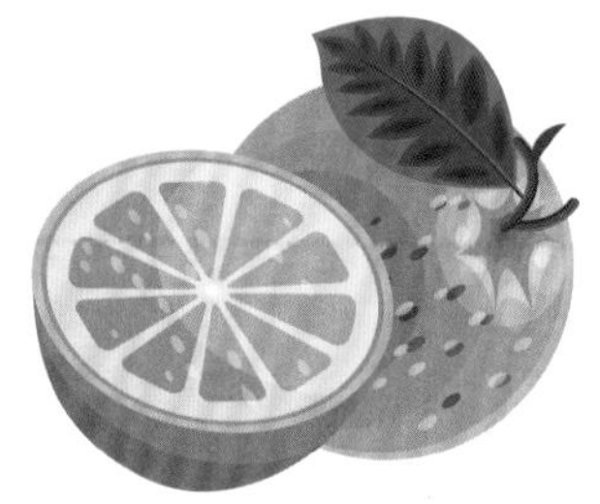

体内核糖生成的主要来源。

来源

广泛存在于自然界。

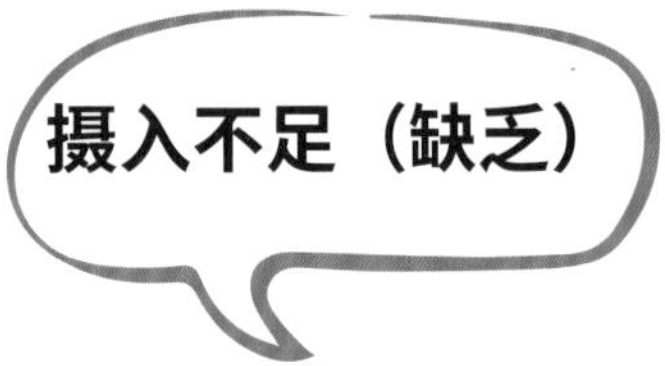

人类维生素PP缺乏症亦称为糙皮病，主要表现有皮炎、腹泻及痴呆。

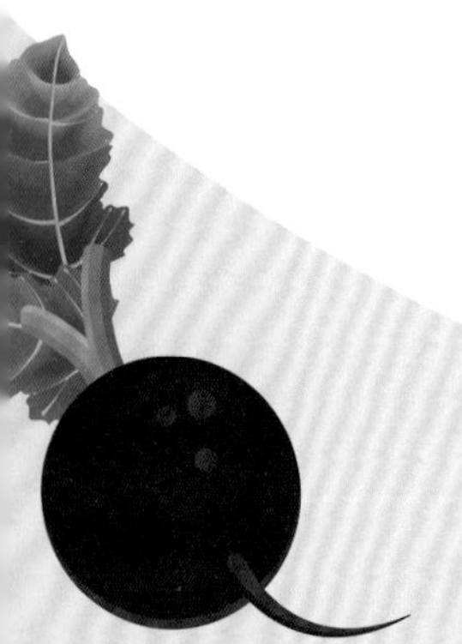

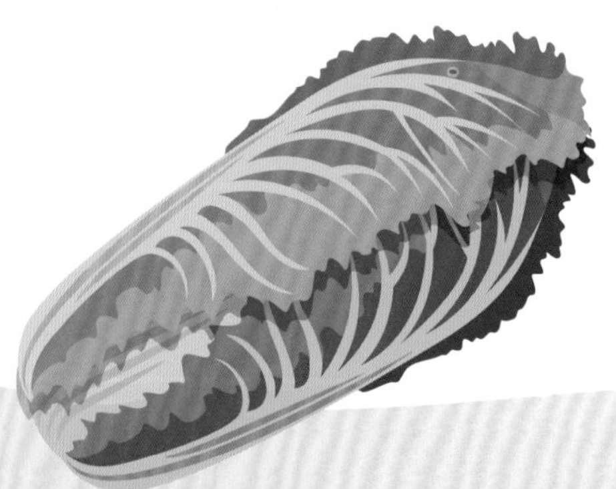

【泛酸】

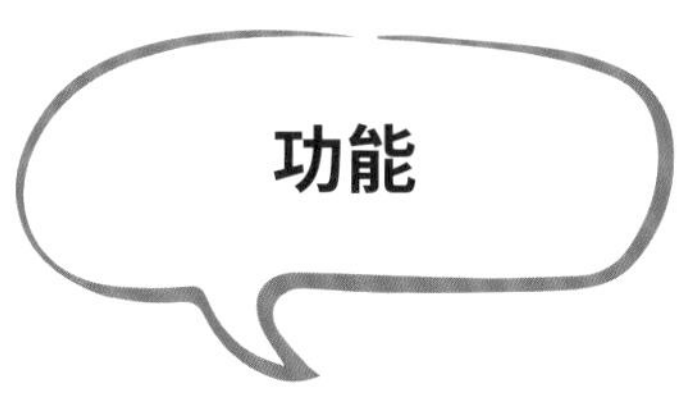

功能

泛酸广泛参与糖类、脂质、蛋白质代谢，是大脑和神经元必需的营养物质，还可以增强机体免疫功能。

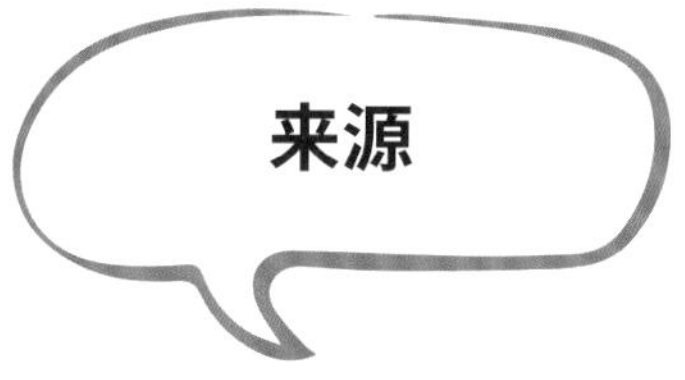

来源

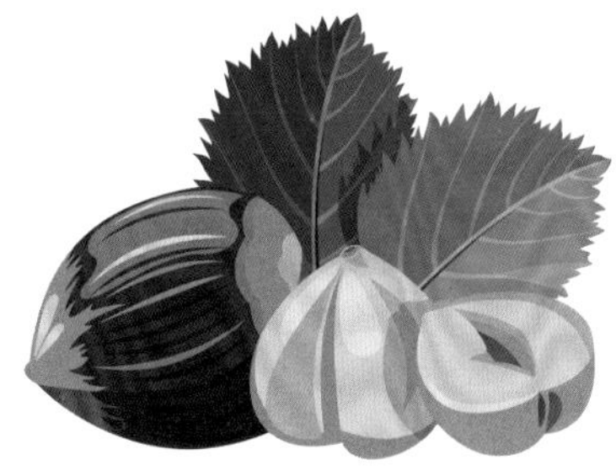

泛酸广泛存在于动、植物组织中。

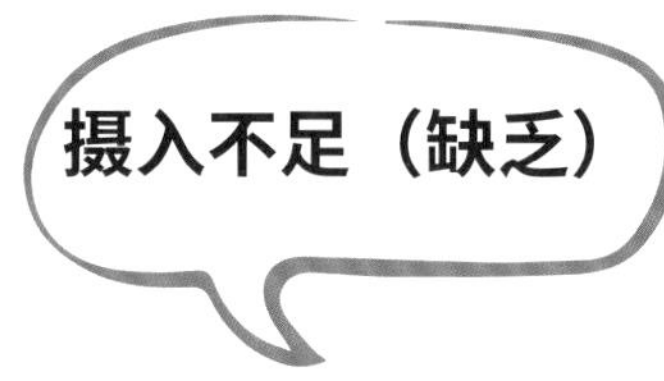

摄入不足（缺乏）

泛酸缺乏可表现为：①精神萎靡，烦燥易怒；②食欲减退、恶心、呕吐、腹泻等消化系统症状；③头发、皮肤无光泽，出现口腔溃疡、舌炎等症状。

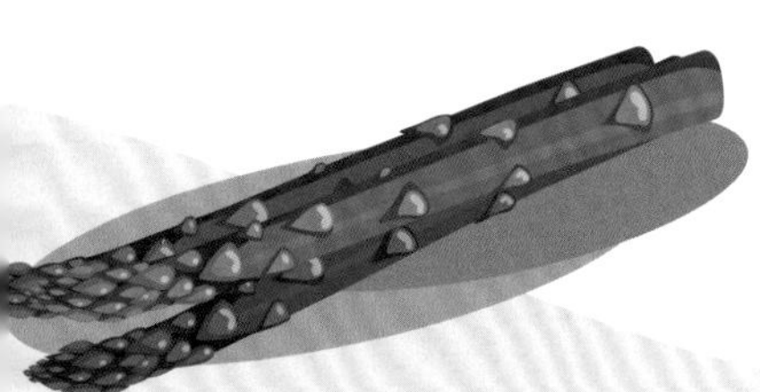

【生物素】

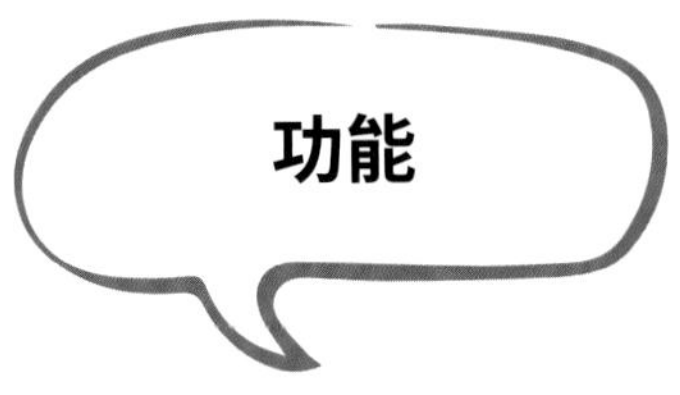

- 是合成维生素C的必要物质。
- 是脂肪和蛋白质代谢不可缺少的物质。

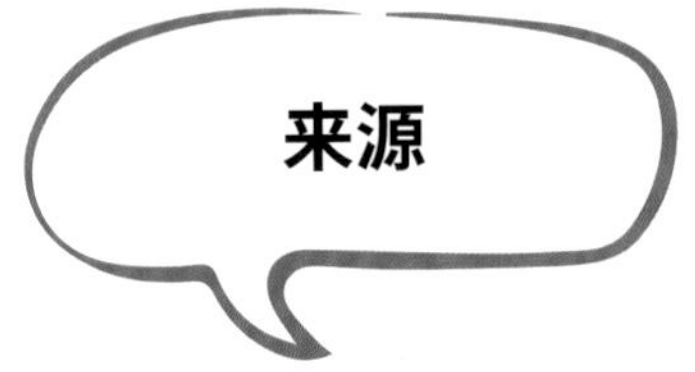

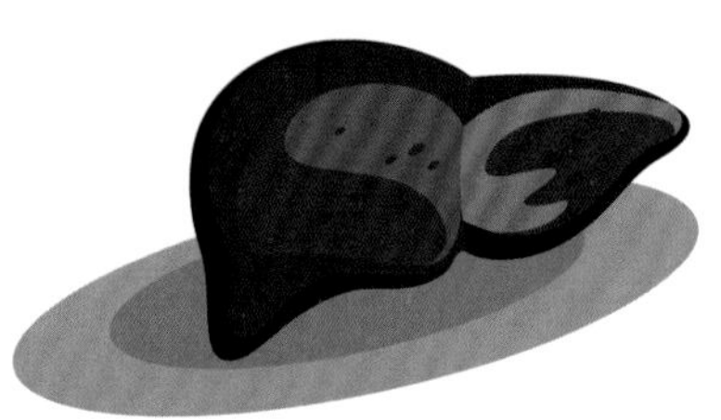

在动物肝脏、蛋类、花生、牛乳和鱼类等食品中生物素的含量较高，人体肠道细菌也能合成。

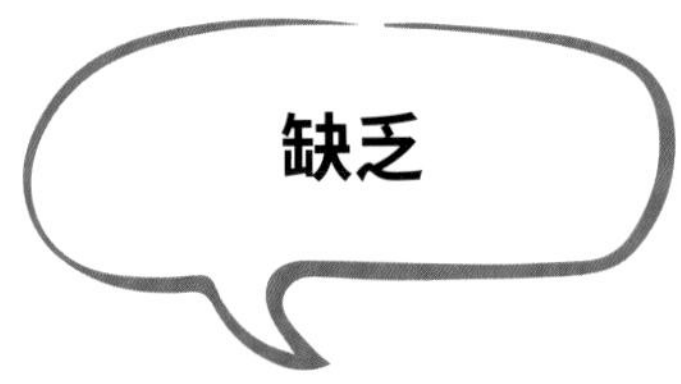

长期服用抗生素会抑制肠道细菌生长，从而可能造成生物素的缺乏。生物素缺乏的主要症状有：①食欲不振、恶心、腹泻等；消化系统症状；②皮肤干燥、皮炎等症状；③烦躁、睡眠质量下降。

【维生素 B_6】

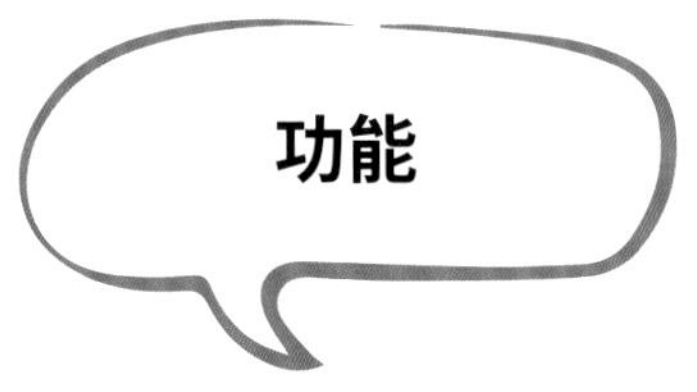

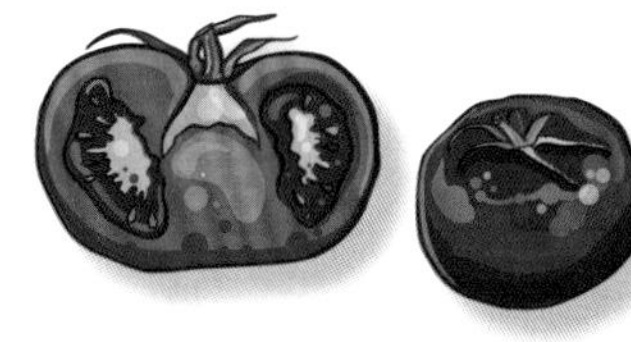

维生素B_6是人体内多种辅酶的重要组成成分，它参与糖类、脂类和蛋白质代谢。

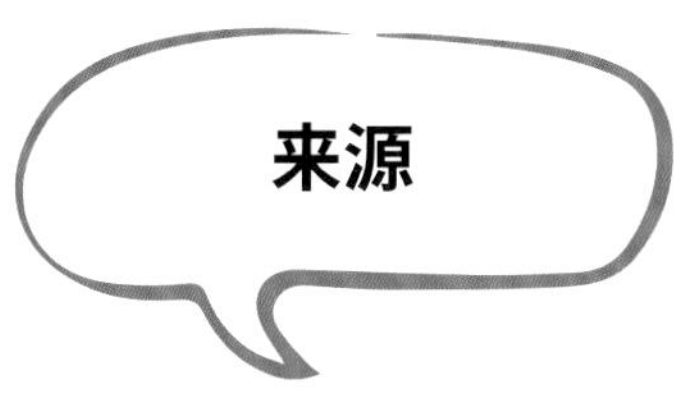

鱼肉、动物肝脏、鸡肉、豆类，以及韭菜、蕃茄、菠菜等蔬菜中富含维生素B_6。

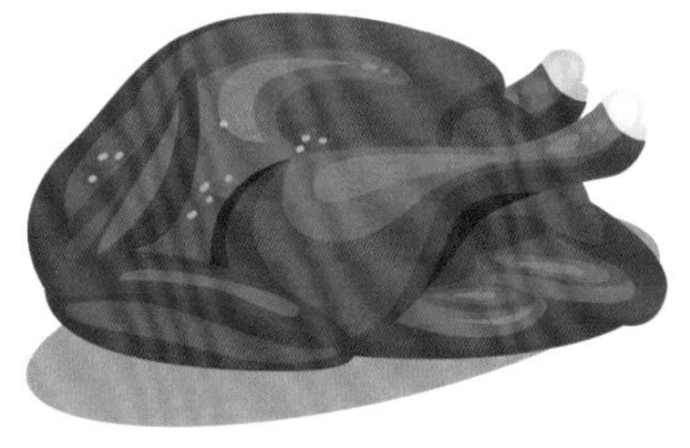

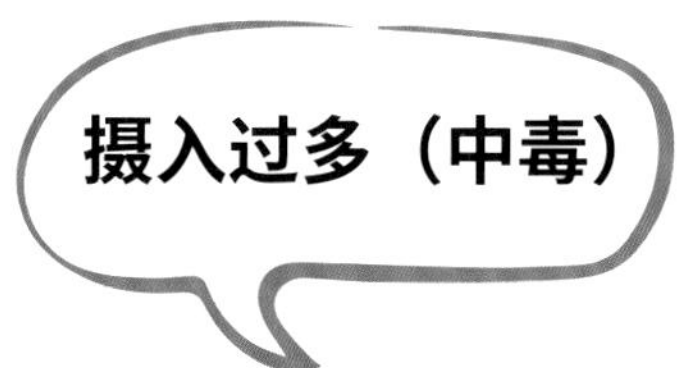

摄入过量维生素B_6可能导致神经毒性反应。

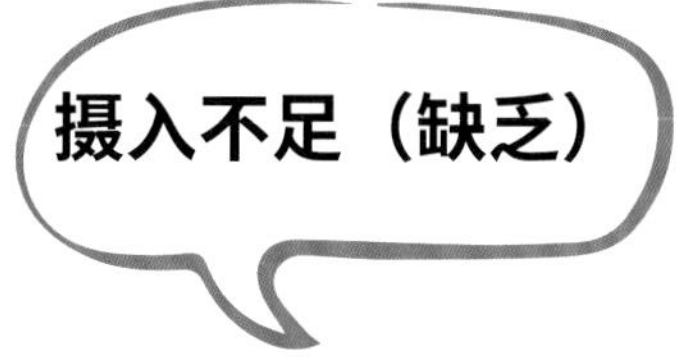

维生素B_6缺乏时血红素的合成受阻，可造成低血色素小细胞性贫血和血清铁增高。缺乏维生素B_6还可能导致脂溢性皮炎。

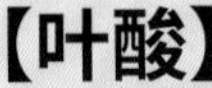

【叶酸】

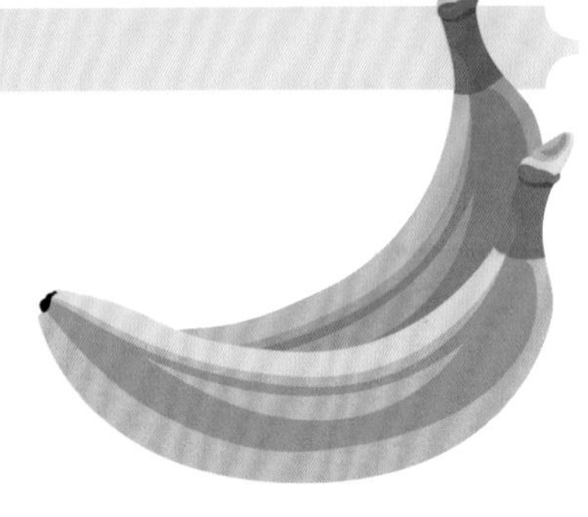

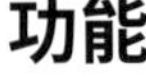

功能

营养神经，促进神经发育。

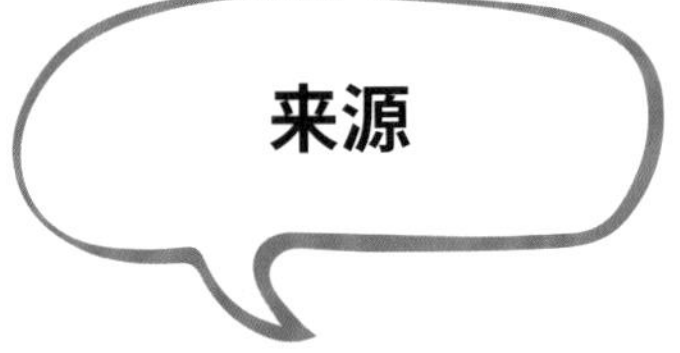

来源

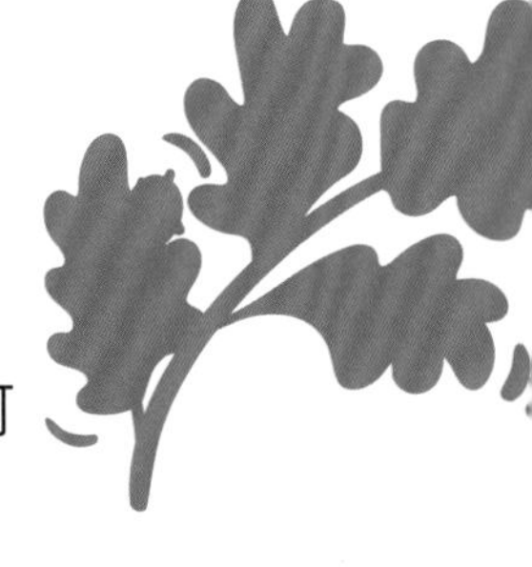

动物肝脏、水果和绿叶蔬菜中富含叶酸。人体肠道菌群也可合成叶酸。

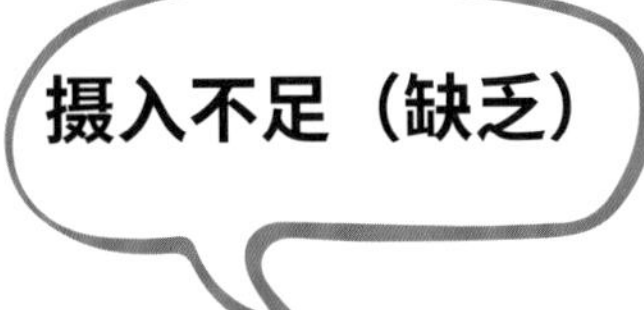

摄入不足（缺乏）

①巨幼细胞贫血；②高同型半胱氨酸血症，增加动脉粥样硬化、血栓生成和高血压的危险性；③增加部分癌症（如结肠、直肠癌）的患病风险；④孕妇如果叶酸缺乏，可能造成胎儿脊柱裂和神经管缺陷。

【维生素 B_{12}】

功能

- 促进红细胞的发育和成熟，维持造血功能，预防恶性贫血。
- 增加叶酸的利用率。
- 促进糖类、脂肪和蛋白质代谢。

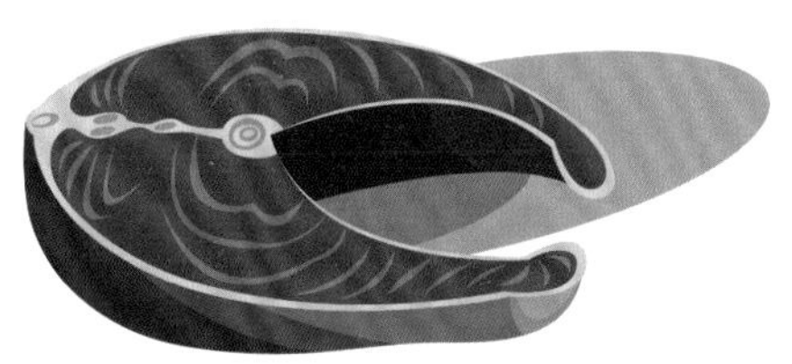

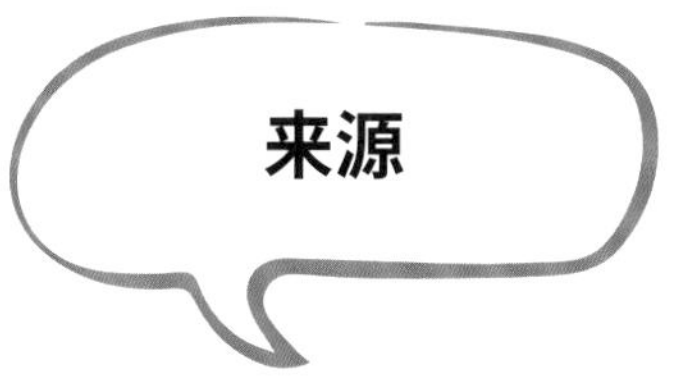

来源

鸡蛋、乳制品、海鲜、羊肉、苹果等食物中富含维生素B_6。

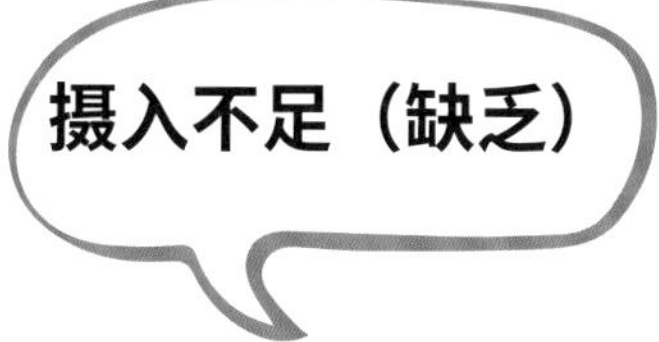

摄入不足（缺乏）

①巨幼细胞贫血，表现为乏力、面色苍白、肝脾肿大。②高同型半胱氨酸血症，出现头晕、头疼、心悸、胸痛等。

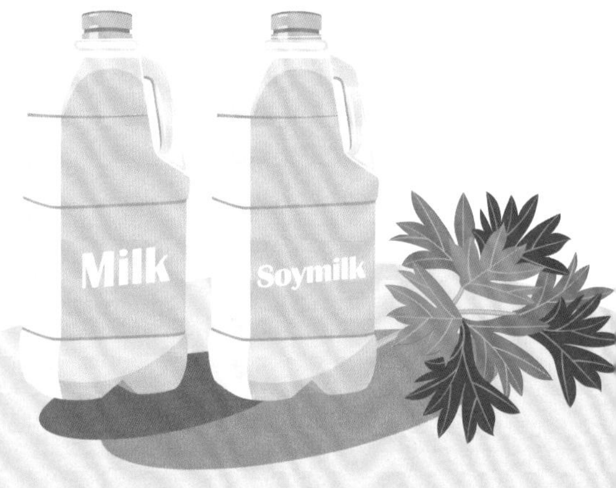

【维生素 C】

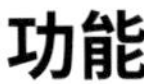

功能

- 促进皮肤和黏膜健康。
- 提高肝脏对铁的利用率，促进铁的吸收。
- 增强机体免疫力。

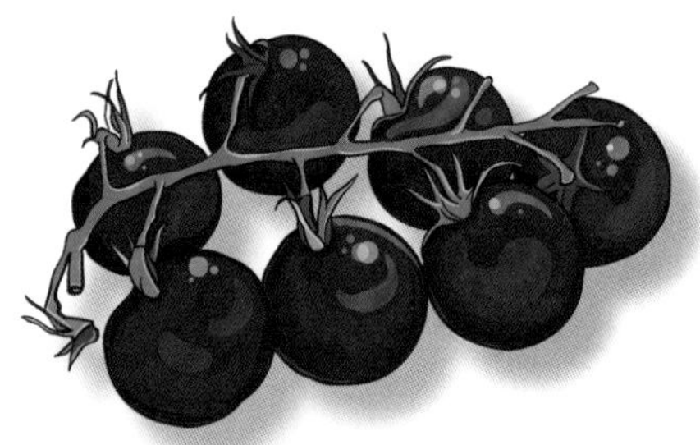

来源

维生素C广泛存在于新鲜蔬菜和水果中。

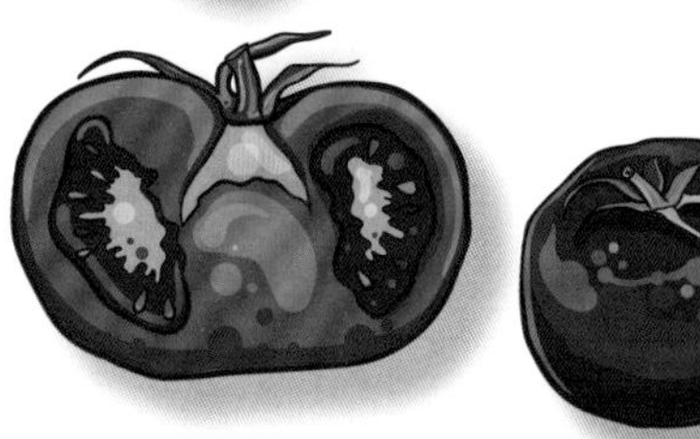

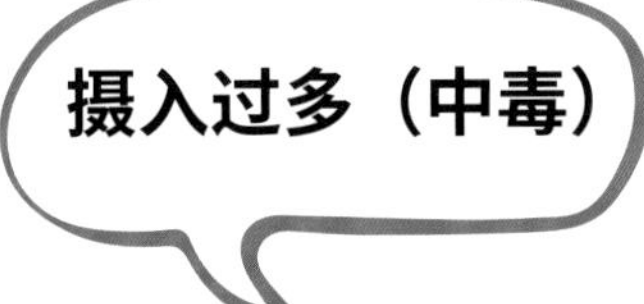

摄入过多（中毒）

人体长期过量摄入维生素C会导致恶心、呕吐、反酸等消化系统不适，诱发泌尿系统结石。

摄入不足（缺乏）

维生素C严重缺乏可引起维生素C缺乏症（败血症），表现为厌食、面色苍白、倦怠无力，齿龈肿胀。

水

功能

- 构成细胞的必要成分。
- 进行物质代谢必不可少的溶液媒介。
- 调节体温。
- 润滑。

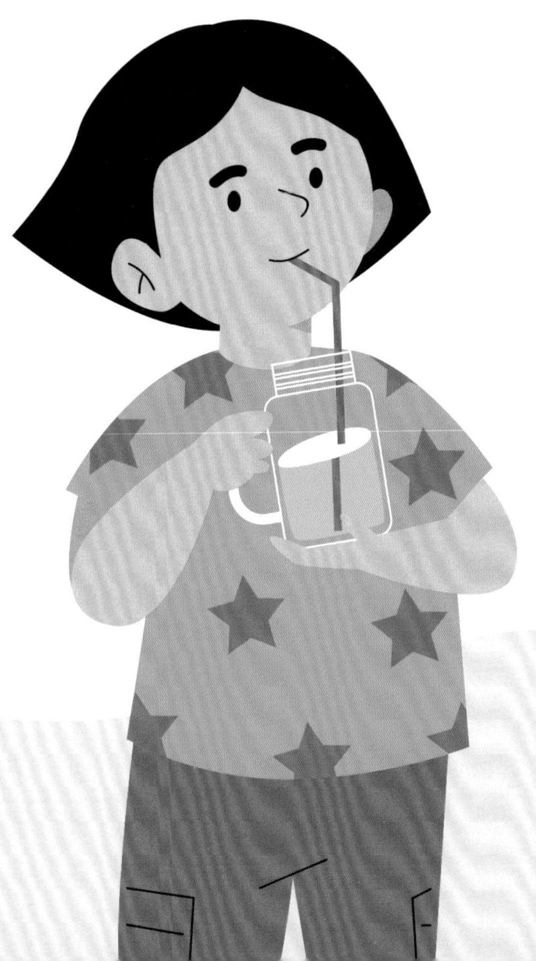

04

儿童常见疾病

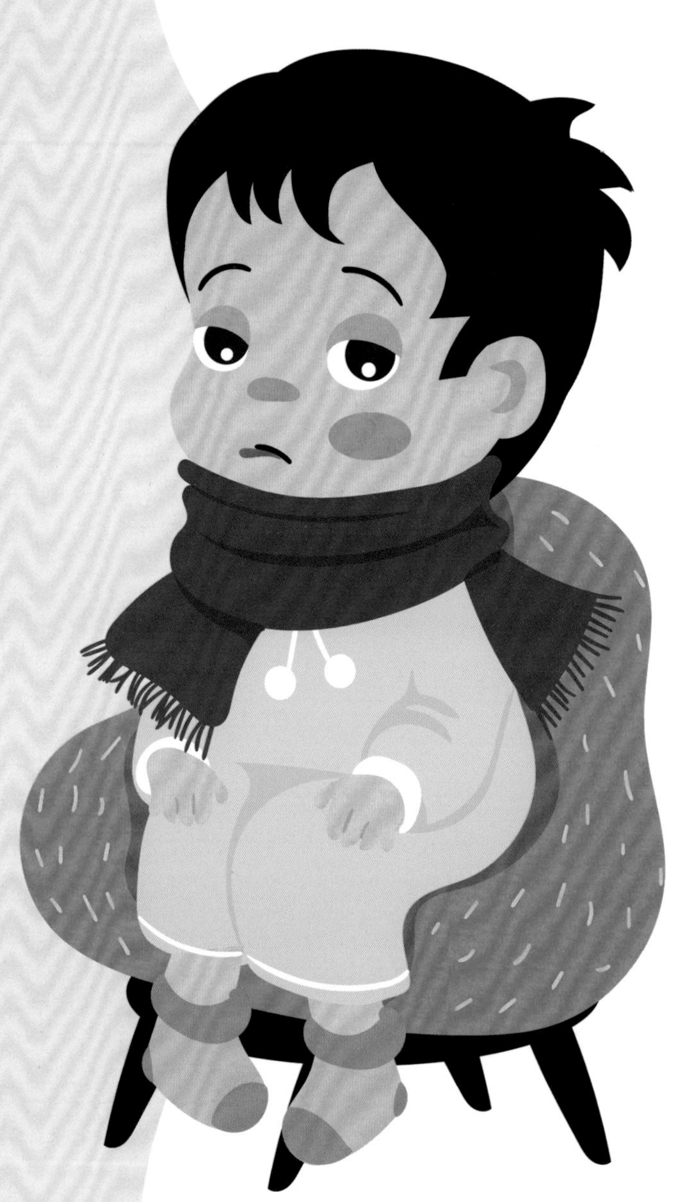

第十一章
常见五官疾病

中耳炎

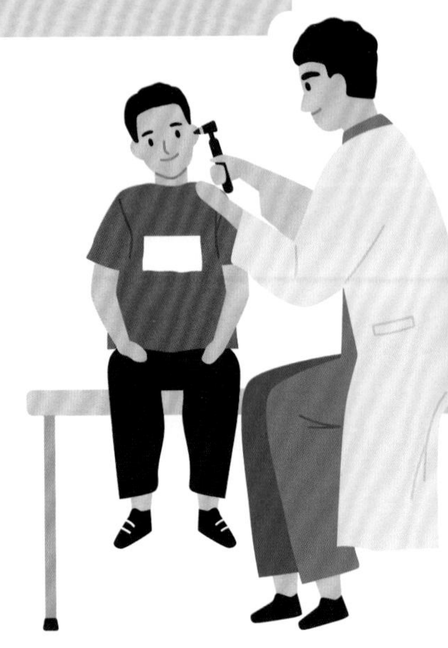

病因

儿童患感冒、鼻炎、咽炎时病原体进入耳部。

儿童平躺喝水、喝奶致使液体流入耳部。

给儿童掏耳朵时损伤外耳道黏膜导致感染。

急性中耳炎转为慢性中耳炎。

擤鼻涕方法不正确，两侧同时用力，导致分泌性中耳炎。

症状

急性：畏寒、发热、倦怠等全身症状，常伴有食欲减退、呕吐、腹泻等消化系统症状，发病时耳部深处极度疼痛。

慢性：长期耳朵流脓，有时伴出血。

治疗

急性：应用足量抗生素控制感染，注意休息，清淡饮食。

慢性：药物治疗、手术治疗。

预防

儿童感冒时注意观察其有无耳部疼痛、流脓等症状；不要躺着喝奶或饮水；学会擤鼻涕的正确疗法。

急性扁桃体炎

病因

上呼吸道感染引发炎症。急性扁桃体炎常发生于季节更替、气温变化大的时候。

症状

除畏寒、发热、头痛、食欲减退等症状外，还可出现咽部疼痛，淋巴结肿大。

治疗

多饮水，注意休息，选择流质饮食，按时服用药物。

预防

注意个人卫生，前往人多拥挤的场所应佩戴口罩。多进行体育锻炼，增强自身免疫力。

近视

病因

遗传因素：高度近视一般为常染色体隐性遗传。如果父母均为高度近视则孩子患近视概率高。

环境因素：用眼不当，如用眼时间过长、在光线过亮或过暗处阅读、写字姿势不佳等。

症状

- 视力减退。
- 易出现视疲劳。
- 眼球突出。

治疗

手术治疗。

预防

- 培养正确的读书、写字姿势。
- 用眼时间不宜过长，不要长时间使用电子产品。
- 不在光线过强或过暗处阅读。
- 适当摄入含有维生素A的食物。
- 发现近视及时矫治，防止近视进一步发展。

龋齿（虫牙）

病因

- 口腔清洁不到位，齿缝间残留食物残渣。
- 喜食甜食。

症状

牙齿表面发黑，继而出现龋洞，遇刺激出现不适感，严重时疼痛感强烈。

预防

- 做好口腔健康教育，养成良好的卫生习惯，早、晚刷牙，饭后漱口。
- 少吃甜食。

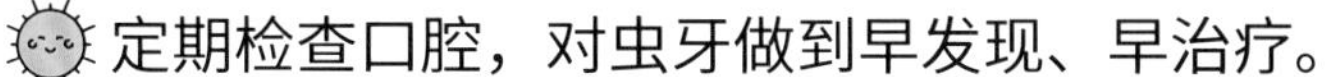

- 定期检查口腔，对虫牙做到早发现、早治疗。

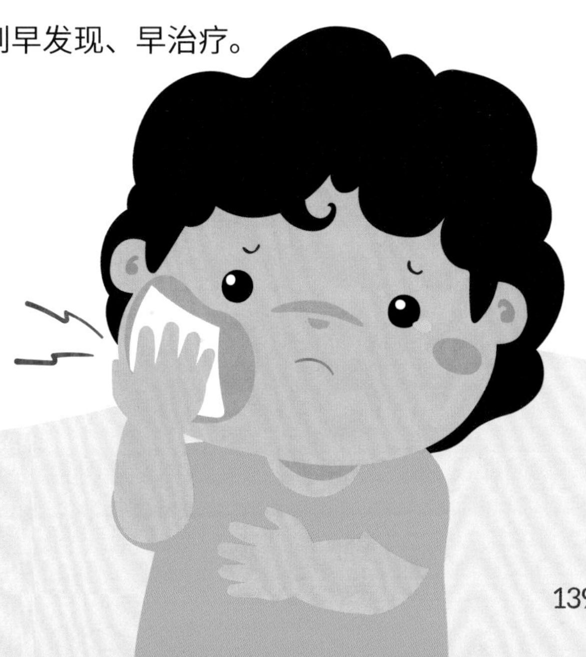

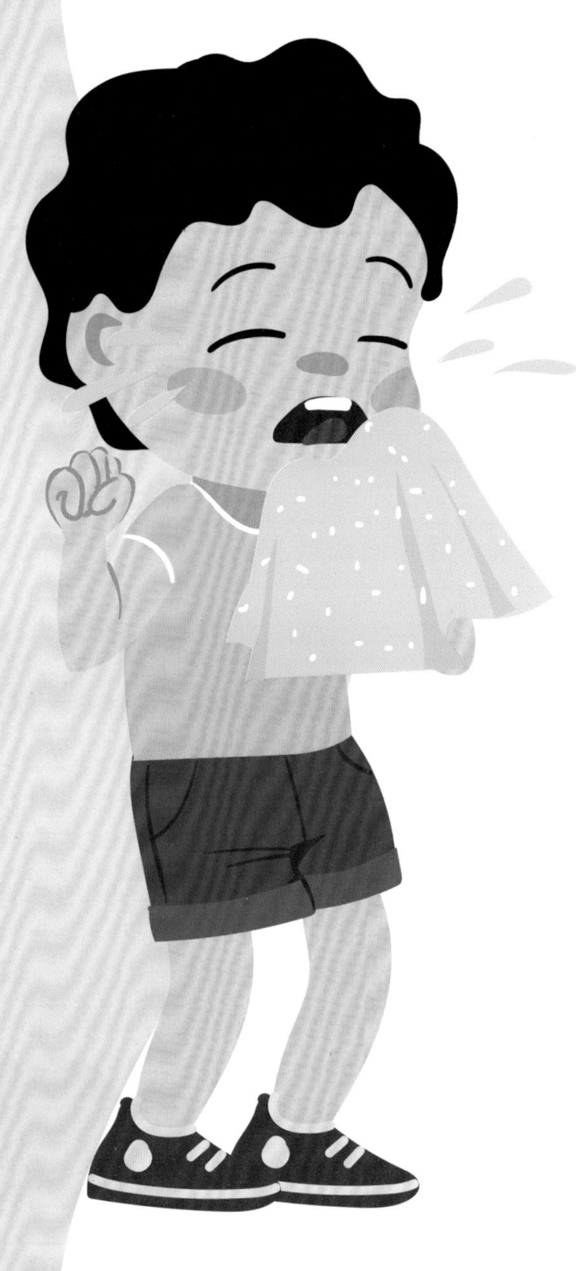

第十二章

常见呼吸系统疾病

上呼吸道感染

病因

多数由于病毒或细菌感染引起。

症状

3月龄以下婴儿多出现轻微发热，鼻腔阻塞症状明显。

3岁以上患儿多不发热或出现低热，表现为畏寒、头痛、打喷嚏、流鼻涕等症状。

治疗

对于2月龄以上儿童，体温（腋温）超过38.2℃时应该先退烧，可使用药物治疗和物理降温。让孩子卧床休息、多喝温水；开窗通风，但要避免冷风直吹；切忌捂汗。家长一定要注意儿童的病情变化，若出现体温下降后精神差、呕吐、呼吸困难等情况要及时就医。

预防

注意个人卫生，前往人多拥挤的场所应佩戴口罩。根据气温变化及时增减衣物，多进行体育锻炼增强体质。

哮喘

病因

变应原（过敏原）、剧烈运动、呼吸道感染、气温变化等均可诱发哮喘。

症状

1～3岁幼儿哮喘常以剧烈咳嗽开始，继而出现喘息、呼吸困难等症状。

治疗

及时对症治疗，扩张支气管，保证通气。

预防

远离过敏原，多进行户外活动增强体质。

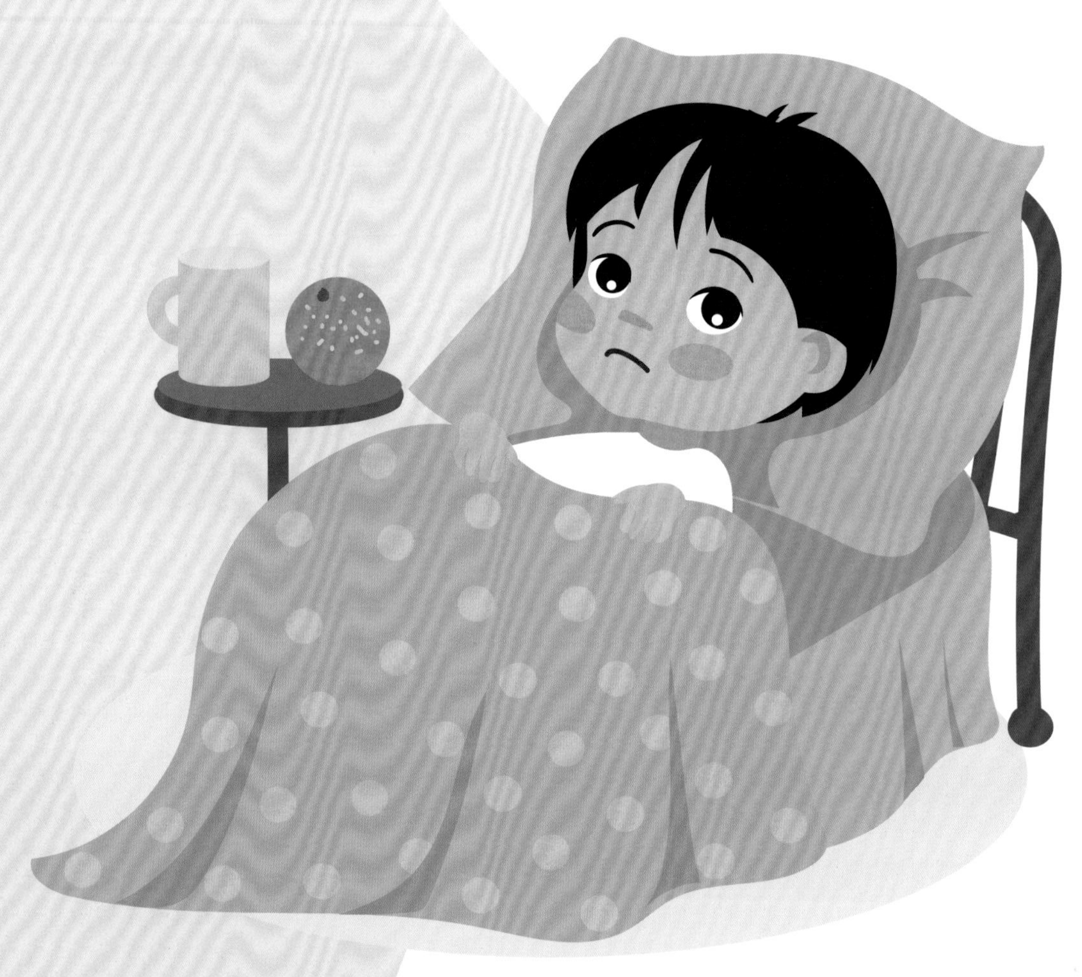

第十三章

常见营养性疾病

儿童肥胖

病因

- 营养过剩。
- 缺乏运动。
- 遗传。
- 内分泌失调。

危害

- 影响身体健康，易出现高血压、血脂异常、通气障碍等并发症。
- 产生心理问题。肥胖儿童易产生自卑心理。
- 易导致扁平足，活动受限。

治疗

- 做好饮食管理，合理膳食。
- 增加运动量。
- 辅助药物治疗。

预防

- 科学喂养，保证营养均衡。
- 鼓励儿童进行户外活动和体育锻炼。

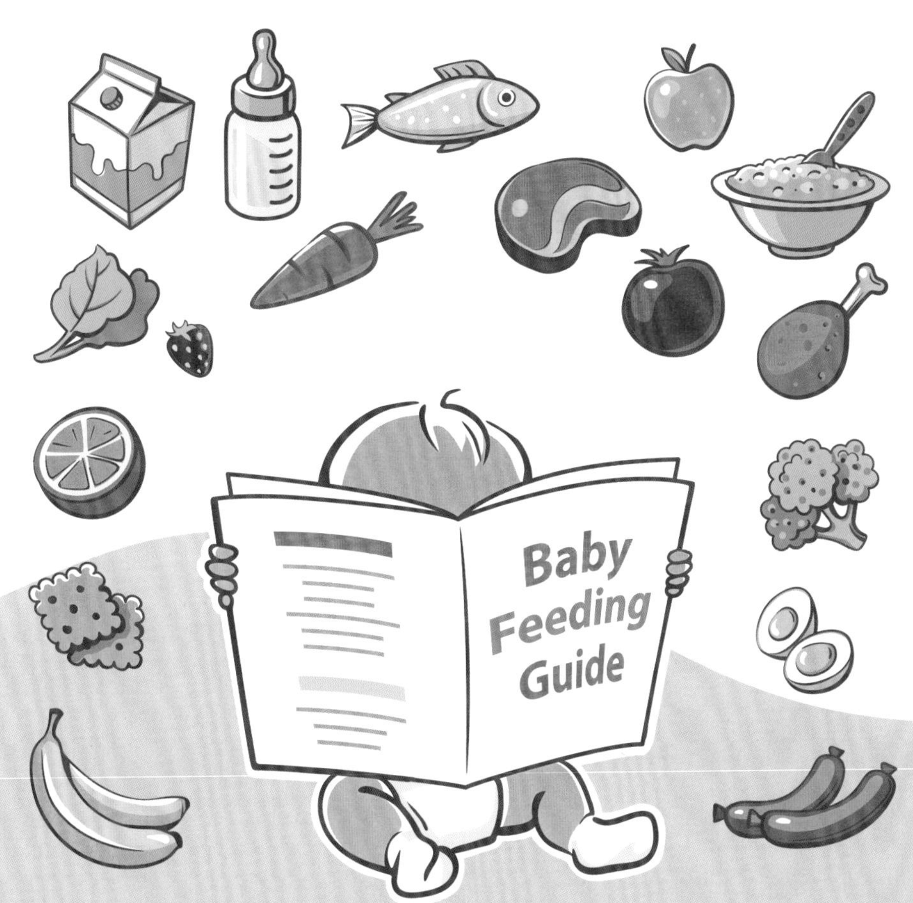

缺铁性贫血

病因

- 先天性储铁不足。
- 铁元素摄入不足。
- 疾病影响。

症状

儿童皮肤、黏膜苍白；肝、脾、淋巴结有不同程度的肿大。年龄较大的患儿会自述头晕、眼前发黑。个别患儿会出现“异食癖”，如嗜食泥土、煤渣等。

治疗

药物治疗结合补铁治疗。

预防

- 孕妇要注意铁元素的补充，避免胎儿先天性疾病。
- 合理膳食，营养均衡，及时添加辅食。
- 及时治疗各类感染性疾病。

第十四章

常见消化系统疾病

腹泻

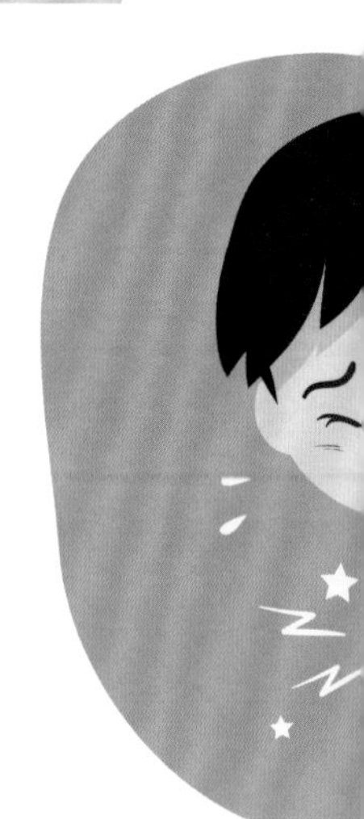

病因

病毒感染。

食用不洁食品或生冷食物。

症状

起病急，初期常伴有感冒症状，如咳嗽、流鼻涕等，部分患儿出现发热的症状，通常为低热。

大便次数增多，每日超过3次；大便不成形，呈黄色或绿色蛋花样。

部分患儿可伴随呕吐的症状，通常在病程初期出现，持续时间一般不超过3天。

腹泻严重者会出现脱水症状：口渴明显、尿量减少、烦躁不安。

病程通常持续5～7天。

治疗

以调整饮食、预防和纠正脱水为主。不建议自行使用抗生素和止泻药。可以吃较软、易消化的食物，尽量避免吃富含粗纤维、生冷、含糖量高的食物。

预防

坚持母乳喂养有助于增强儿童免疫力。

注意饮食卫生。

养成良好的卫生习惯。

便秘

病因

- 饮水少，运动不足。
- 消化不良或有肠道疾病。
- 生活环境突然改变，精神紧张。
- 膳食纤维摄入不足，饮食结构不合理。

症状

连续3～4天没有排便或排便超过10分钟仍未排出，或排便时疼痛哭闹，粪便坚硬带有血丝。

治疗

- 以饮食调整为主，可以多吃新鲜蔬菜水果，保证水分摄入。
- 按摩儿童腹部，促进胃肠蠕动。
- 通常情况下不宜自行使用泻药。

预防

- 科学喂养，合理膳食，荤素搭配。
- 鼓励儿童多运动。
- 摄入充足的水分。

肠绞痛

病因

- 饮食不当。
- 胃肠道积气。
- 寒冷、饥饿等刺激。

症状

时常半夜哭闹，哭闹时面部涨红，腹壁紧张，边哭边踢脚等。哭闹时间长，哭闹时拒绝喝奶。

治疗

可以通过热敷和按摩来帮助缓解疼痛。若症状难以缓解应及时就医。

预防

- 做好保暖防寒工作。
- 注意饮食健康，尽量避免食用生冷、辛辣、油腻的食物。
- 安抚儿童情绪，避免过度紧张、情绪激动。

腹股沟疝气

病因

- 先天因素：腹股沟发育不良等。
- 后天因素：腹壁肌肉发育不良，营养代谢障碍等。
- 其他因素：下腹部手术史等。

症状

大声哭叫或咳嗽时肚子疼，食欲下降。男宝宝会出现阴囊鼓胀，两侧阴囊不一样大的症状；女宝宝可在腹股沟处触及肿块。

治疗

手术治疗。

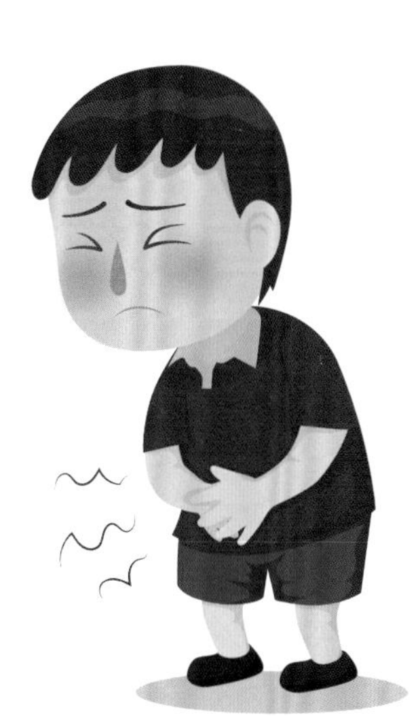

预防

目前暂无针对性预防措施。

胃食管反流

时常溢奶、呛奶、呕吐，有时合并咳嗽，严重者合并肺炎或消化道出血，呕吐物带有血丝或血块。年龄稍大的孩子可出现腹痛、正中央胸痛的症状。

治疗

体位治疗：在清醒状态下最有效的体位为直立位和坐位；睡眠时保持右侧卧位，将床头抬高20～30cm，也可以促进胃排空，减少反流。

饮食疗法。

药物治疗。

手术治疗。采用体位、饮食、药物等治疗方法无法缓解症状或有严重并发症时可选择手术治疗。

预防

喂奶时避免挤压婴儿腹部。

婴儿每次喝奶后要竖抱半小时左右。

乳糖不耐受

病因

- 先天性乳糖酶缺乏。
- 继发性乳糖酶缺乏。

症状

喝完奶出现腹胀、腹痛等症状，粪便为水状，有较多泡沫。严重者会伴随呕吐症状。

治疗

减少乳糖摄入量，严重时使用药物治疗。

预防

- 不要空腹摄入牛奶或乳制品。
- 乳糖不耐受者可少量多次摄入乳制品，逐步建立机体的耐受性。

肠套叠

病因

通常由于肠道蠕动节律异常所致。

症状

间歇性腹痛，食欲下降，腹部出现肿块，排出的粪便状如果酱，部分幼儿伴呕吐症状，严重者可出现肠坏死甚至死亡。

治疗

灌肠或手术治疗。

预防

- 科学喂养，不暴饮暴食。
- 添加辅食应循序渐进。
- 根据气温变化及时增减衣服，避免幼儿受凉导致胃肠蠕动不规律。

急性肠胃炎

病因

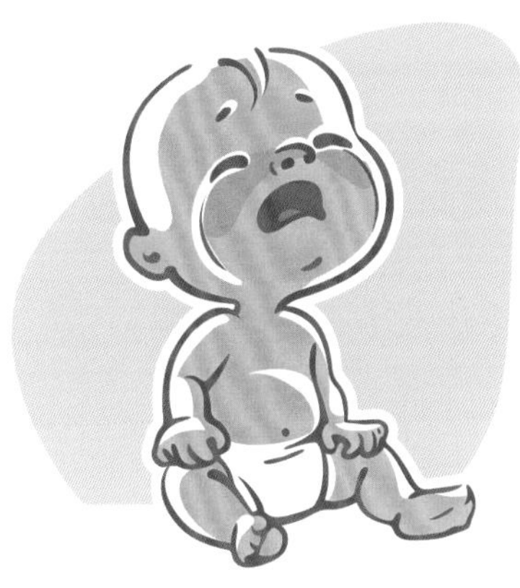

- 病毒、细菌、寄生虫等感染。
- 进食刺激性较强的食物。
- 服用胃肠道刺激性药物。

症状

恶心、呕吐、腹泻、食欲下降，有的幼儿可出现发热。

治疗

注重饮食调理，严重者应接受抗感染治疗，纠正水、电解质失衡，并保证酸碱平衡。

预防

- 注意个人卫生，饭前便后洗手。
- 不食生冷、辛辣等过度刺激的食物。
- 夏季为发病高峰，尽量避免到人多的公共场所。

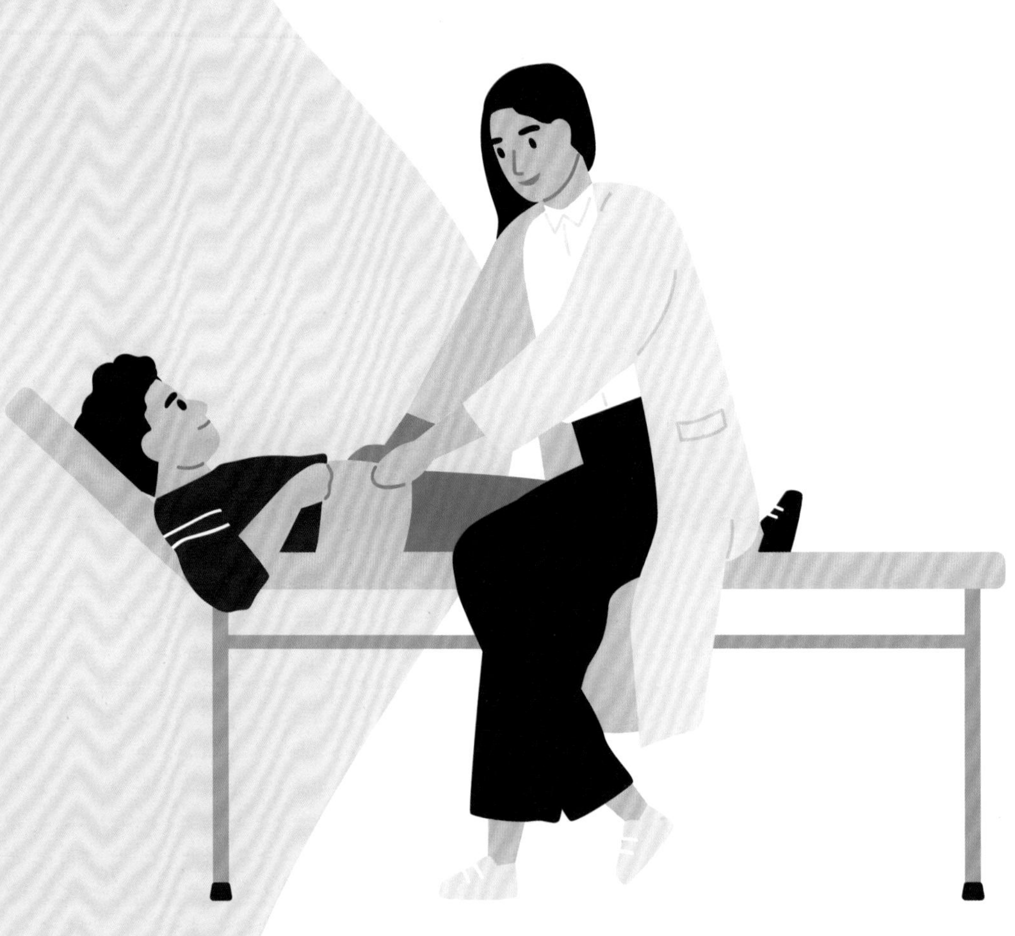

第十五章

常见皮肤疾病

湿疹

病因

幼儿皮肤屏障功能通常较差，食物、化学制品、精神因素、感染等均可诱发湿疹。

症状

最初为极小的疹子，后有液体渗出，干燥后形成黄色痂皮，皮肤有刺痒感。

治疗

一般以药物治疗为主，若因感染导致发热时要及时进行抗感染治疗。

预防

- 尽可能选择宽松透气的棉质衣物。
- 使用婴幼儿专用洗护用品。
- 勤换衣物，保持衣物干爽清洁。
- 远离过敏原。

异位性皮肤炎

病因

- 遗传因素。
- 免疫异常。
- 环境因素。

症状

头皮、脸颊及四肢出现发红、发痒、干燥的红色鳞状斑块，严重者会出现黄色渗出物。对于1岁以上幼儿，红色斑块通常会蔓延至手肘、脚、膝盖后方等处，因反复抓挠易形成苔藓样斑块。

治疗

通常涂抹外用药治疗，若效果不佳可联合口服药物治疗。

预防

- 尽可能选择宽松透气的棉质衣物。
- 使用婴幼儿专用的洗护产品。
- 勤换衣物，保持衣物清洁干爽。
- 远离过敏原。

荨麻疹

病因

- 外源性：食物、药物、花粉等。
- 内源性：自身免疫疾病、慢性疾病、精神紧张等。

症状

幼儿身上出现红色斑块，且斑块中心为白色。斑块向外凸起，发作部位常发生转移。

治疗

病情严重者若出现过敏性休克或喉头水肿应立即进行抢救。病情不严重者可涂抹外用药辅以口服药进行治疗。

预防

- 远离过敏原。
- 保持室内通风透气。
- 若尚未明确过敏原，家中可常备抗过敏药物、肾上腺素笔等，避免发生紧急情况。

日光性皮炎（晒伤）

病因

皮肤长时间暴露在高强度紫外线环境中。

症状

日晒部位出现边界清晰的鲜红色斑块，有刺痛感，严重者出现水疱。红斑颜色会逐渐变暗，3～7日内消退，随后出现脱屑等症状。

治疗

轻微晒伤可自行痊愈，也可涂抹儿童可用的补水产品或进行湿敷缓解疼痛；严重者应就医处理。

预防

- 做好幼儿防晒工作。
- 尽量避免在上午10点至下午2点之间进行户外活动。

05 儿童免疫接种

接种疫苗是很多父母非常关注的事情。宝宝从一出生就离不开疫苗，疫苗能够增强人体对某些特定疾病的免疫力，预防一些威胁生命的严重疾病。为了能够使儿童**产生可靠的免疫力**，国家针对儿童的免疫特点和传染病发生情况制定了免疫规划，目的就是预防、控制、消灭相应的传染病。

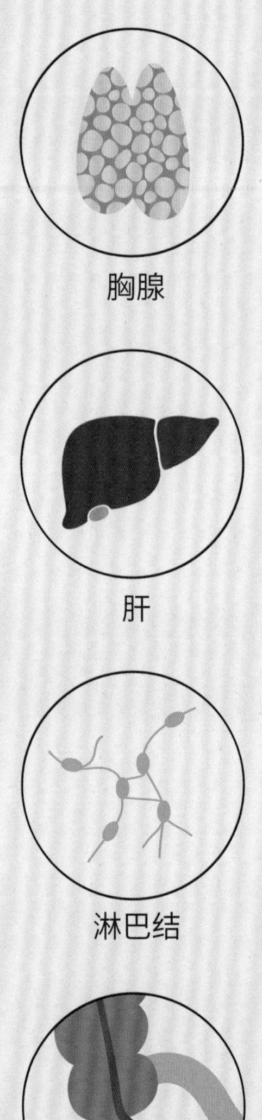
胸腺
肝
淋巴结
阑尾

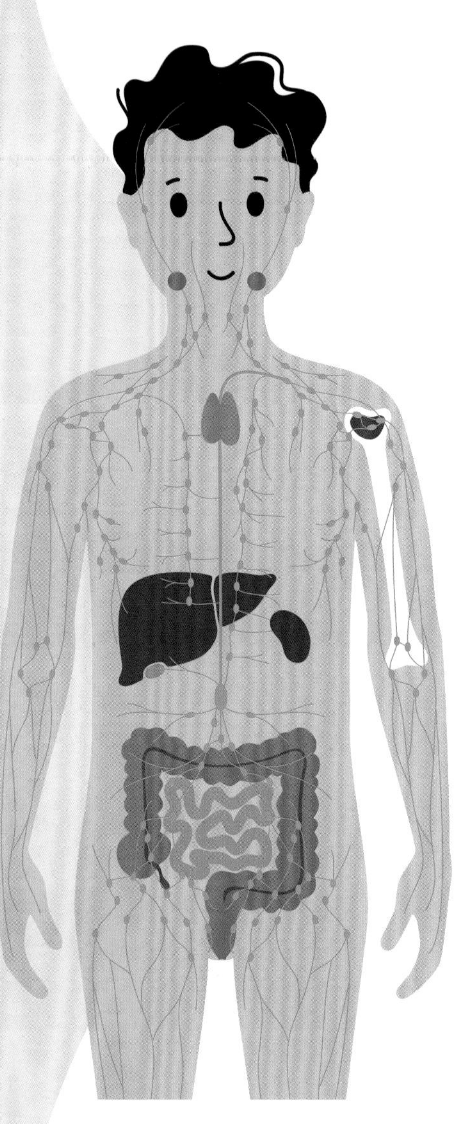

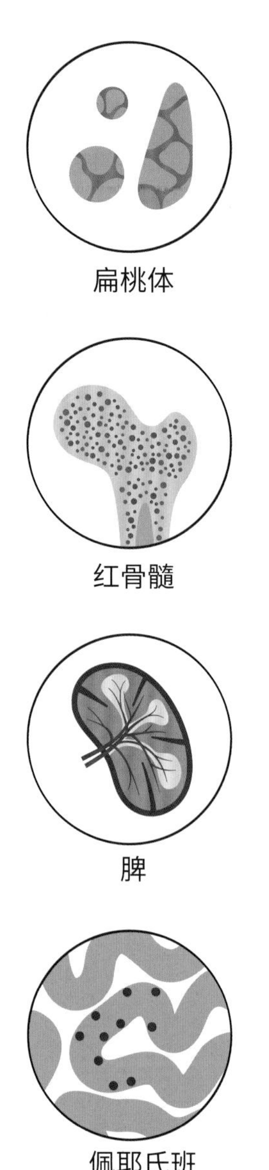
扁桃体
红骨髓
脾
佩耶氏班
（小肠黏膜内淋巴组织）

第十六章

人体免疫的秘密

免疫系统的功能

在我们生存的环境里，有很多细菌和病毒潜伏在我们身边，我们看不到它们但它们却随时都能找上我们。然而奇怪的是，虽然细菌和病毒近在咫尺，但我们大部分人仍然拥有强健的体魄，仍然健康地生活着，并没有时刻因感染病毒和细菌而被疾病折磨。这是为什么？毫无疑问，这是我们免疫系统的功劳。

免疫系统听起来复杂，但简单来说，它就是保护我们身体的一道可靠屏障。我们的免疫系统主要由免疫器官（胸腺、骨髓、脾脏、淋巴结等）、免疫细胞（T淋巴细胞、B淋巴细胞、吞噬细胞等）、免疫分子（CD分子、补体、免疫球蛋白等）组成，它们相互配合共同对付侵入我们身体的病原体，并将体内突变、衰老的细胞清除，起到免疫防御、免疫监视、免疫自稳的功能。

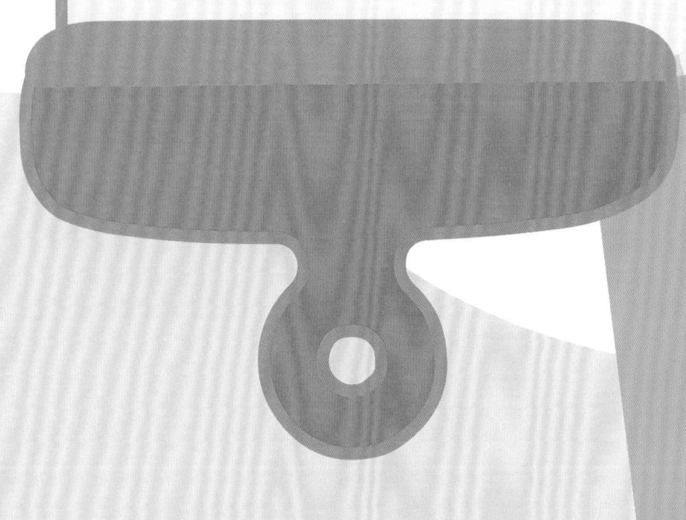

疫苗究竟是如何发挥作用，让人体抵御疾病的呢？谈到这里我们不得不先说一说人体的免疫系统。

免疫防御：一夫当关，万夫莫开

免疫防御是指免疫系统通过识别和消除外来病原体，保护身体免受细菌或病毒入侵的功能。免疫防御的重任由免疫系统中的各种免疫细胞和免疫分子共同肩负。

免疫监视：精密的安保系统

免疫监视包括自我识别和异常细胞监测。自我识别是指免疫系统能够识别身体内的正常细胞和组织，不对它们进行攻击。而对于异常细胞，如发生突变的细胞、衰老的细胞和癌细胞，免疫系统也能够精准识别并毫不留情地将之清理掉。

免疫自稳：维持平衡，保持冷静

免疫自稳是指在正常状态下，通过调节免疫细胞之间的相互作用，让免疫系统维持在平衡状态，避免被过度激活。在处理入侵的病原体时，免疫系统要快速启动免疫反应，清除入侵者；但在没有入侵者的时候，免疫系统要关闭免疫反应，以免伤害自己的同胞——正常的细胞和组织。当免疫系统被过度激活时，免疫细胞可能会攻击人体正常的组织和细胞，导致自身免疫性疾病（如过敏、类风湿性关节炎、系统性红斑狼疮等）。

免疫系统的分类

免疫可以分为固有免疫（innate immunity）和适应性免疫（adaptive immunity）两大类。

固有免疫

固有免疫又称先天性免疫或非特异性免疫，即人一出生就有的免疫力，它不针对某一种病原体，而是对各类病原体均有杀伤力和清除作用。

适应性免疫

适应性免疫又称特异性免疫，需要后天刺激才能获得和增强。它能够特异性地针对某一种病原体，并且可以使免疫系统产生免疫记忆，当相同的病原体再次入侵时，免疫系统迅速识别这种病原体并做出反应，产生抗体“对付”入侵者。

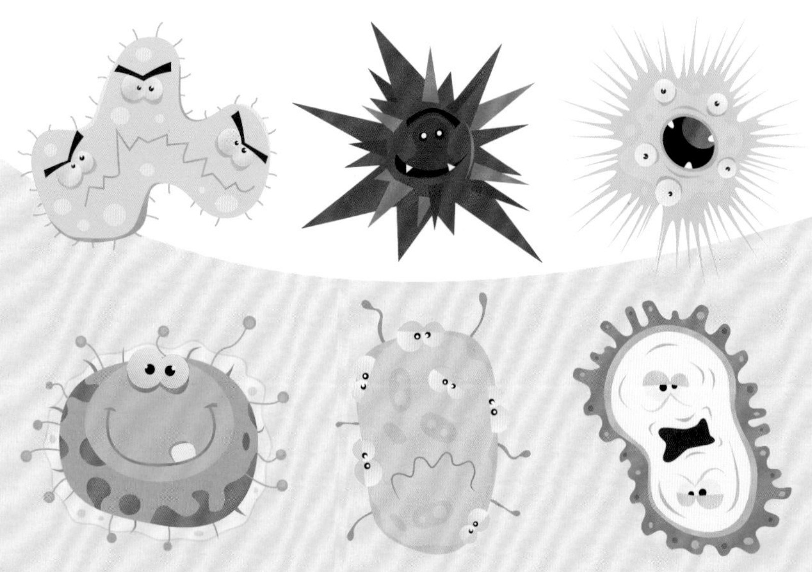

免疫记忆

你没有看错，免疫系统确实有记忆，并且这种记忆对我们的免疫能力来说至关重要。我们将免疫系统的这种记忆能力称为免疫再次应答。

免疫再次应答有以下特点：①少量病原体即可激活免疫再次应答。②潜伏时间短，免疫反应迅速。③产生的抗体浓度高，亲和力强，维持时间长。免疫再次应答就像人们经过消防演习，在面对火灾时能够迅速且准确地做出判断，井然有序地撤离并拨打火警电话，扑灭大火。

一般来说，只有适应性免疫（特异性免疫）具有免疫记忆能力。但近年来，有的学者提出了“免疫训练”，即先天免疫记忆的概念。有研究表明，先天免疫细胞及其他组织细胞的记忆特性对于机体抵御多种外源性或内源性感染具有重要意义。在适应性免疫低效或失效的领域，如自身免疫病及肿瘤的免疫耐受，免疫训练或可发挥治疗作用。

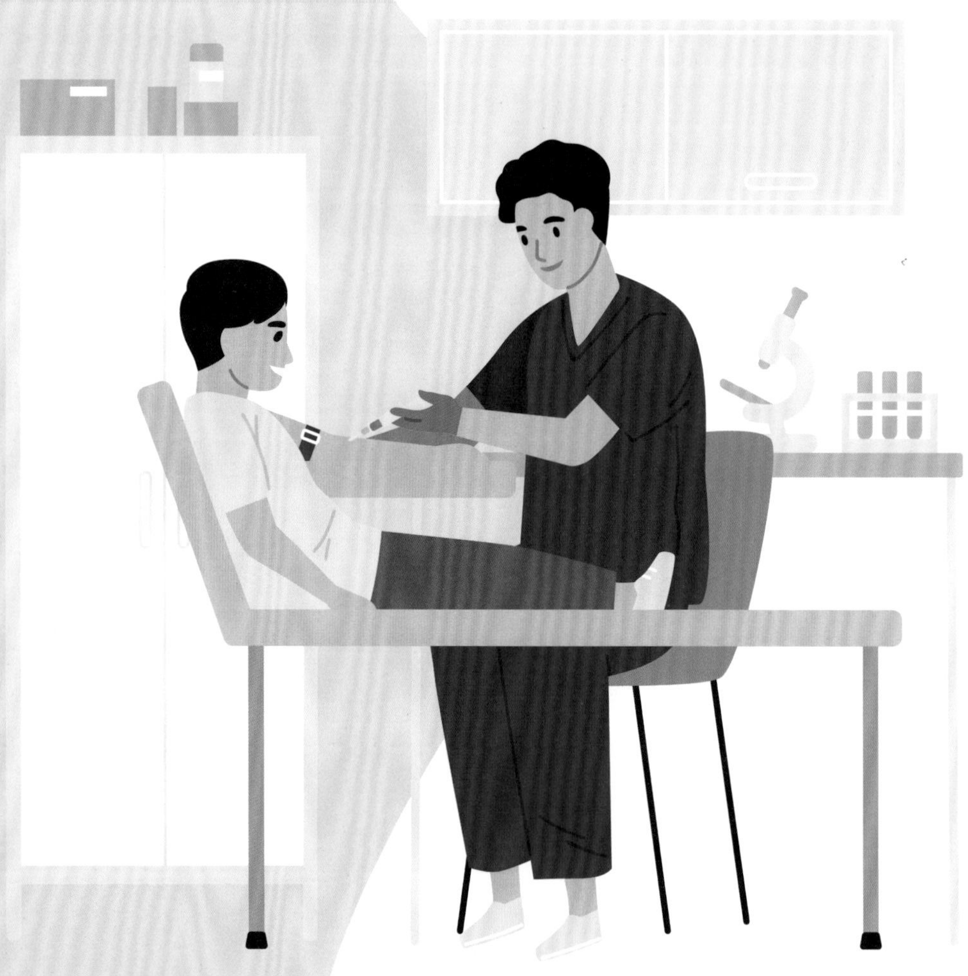

第十七章

一对“冤家”

——抗原和抗体

什么是抗原

抗原（antigen，Ag）是指能激活和诱导机体产生免疫应答的物质。抗原与机体的亲缘关系越远，它所引起的免疫应答越强烈。机体对抗原的免疫应答能力一方面取决于遗传因素—免疫应答能力受到多种遗传基因的控制，尤其是主要组织相容性复合体（MHC）基因；另一方面还与个体的年龄、性别、健康状况有关。通常情况下，年轻人比老年人的免疫应答更强，女性比男性的免疫应答更强。

什么是病原体

病原体（pathogen）是能引起人类患病的一类物质的统称，细菌、病毒、支原体、真菌等微生物以及寄生虫均在其列。

什么是抗体

抗体（antibody，Ab）是免疫系统在抗原的刺激下由B淋巴细胞或记忆B淋巴细胞产生的免疫球蛋白，它可以与抗原特异性结合。我们体内的抗体主要有以下五类，不同的抗体有不同的意义。

IgM

IgM占总血清免疫球蛋白（Ig）的5%～10%，是我们身体内最早合成和分泌的抗体，胎儿在发育晚期就已经可以合成IgM了，因此IgM是对付病原体的“先头部队”。在产检过程中，如果脐带血中某些病毒特异性的IgM水平升高，则提示胎儿有宫内感染可能，如风疹病毒、巨细胞病毒感染等均会导致IgM升高。IgM主要在初次免疫应答中起作用，即在病原体第一次入侵人体时发挥作用。

IgD

IgD占总血清免疫球蛋白（Ig）的0.3%，是淋巴B细胞分化发育成熟的标志。通过IgD的水平我们可以判断免疫系统发育的情况。

IgG

IgG占总血清免疫球蛋白（Ig）的75%～85%，是血清中和细胞外液中含量最高的抗体，是对付病原体的“主力军”。婴儿出生后3个月开始合成IgG，直到3～5岁时接近成人水平。这种抗体主要在再次免疫应答中和抗感染时起作用。

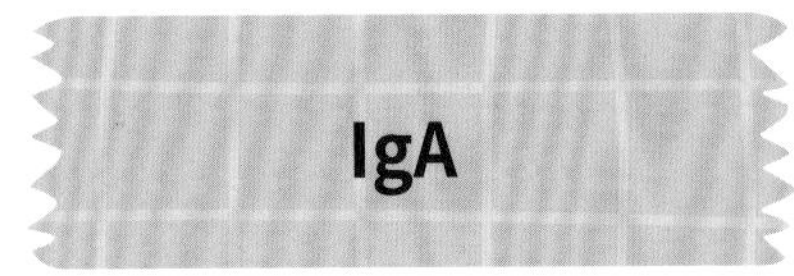

IgA占总血清免疫球蛋白（Ig）的10%～15%，在出生后4～6个月开始合成。其中，分泌型IgA（SIgA）主要存在于胃肠道、支气管分泌液、初乳、唾液、泪液中，在抗局部感染中发挥重要作用。新生儿易患呼吸道和胃肠道感染可能与IgA合成不足有关。婴儿从初乳中获得的SIgA是主动免疫的重要组成。IgA主要在黏膜免疫中起作用。据研究，50%以上的病原体是通过黏膜感染人体的，对人类生命危害较大的疾病如艾滋病（AIDS）、脑膜炎、流感、弓形虫病、结核等均起源于黏膜表面。因此黏膜免疫对于人体至关重要，是人体免疫系统的第一道防线。

IgE

IgE占总血清免疫球蛋白（Ig）的0.02%，是血清中含量最少的免疫球蛋白。人体合成IgE较晚，这种抗体可能与抗寄生虫有关。

疫苗接种正是利用了以上抗原抗体相结合的免疫机制，在接种疫苗的时候，疫苗中减毒或灭活的成分作为抗原被注射进身体中刺激免疫应答产生抗体，抗体可以与抗原特异结合消灭抗原达到保护机体免受疾病的侵扰的目的，同时我们的免疫系统会将这种抗原的“信息”“录入系统”，当下次相同的抗原（如病毒入侵）再次进入体内时，记忆B淋巴细胞就会快速分泌大量抗体对付抗原。

第十八章

儿童的免疫系统

儿童免疫系统和成年人的一样吗？我们先来看一看儿童免疫系统的发育过程。

胎儿时期的免疫系统

胎儿发育到8～9周时，免疫系统就开始发育了，但此时的免疫系统是非常脆弱、非常不完善的，形同虚设。胎儿在子宫内主要靠妈妈通过胎盘传递的免疫球蛋白（IgG）发挥免疫作用。

新生宝宝的免疫系统

新生宝宝身体的各方面尚未发育完善，免疫系统也一样。初乳是新生宝宝获得免疫力的重要来源，宝宝可以从初乳中获得丰富的抗体（IgA、IgM等）。分娩后越早分泌的乳汁中抗体含量越高，产后5小时达到峰值。

婴幼儿虽然具备一定程度的免疫能力，但免疫系统发育还不完善，并且婴幼儿因为几乎没有接触过外界的各种病原体，免疫力较低下。虽然足月儿刚出生时体内IgG含量与妈妈体内含量相差不大，但婴幼儿合成抗体的能力还比较弱，体内的IgG会逐渐减少，6个月的宝宝体内IgG含量仅有刚出生时的30%左右，免疫力处于最低水平，此时最易感染疾病。

婴幼儿的免疫系统

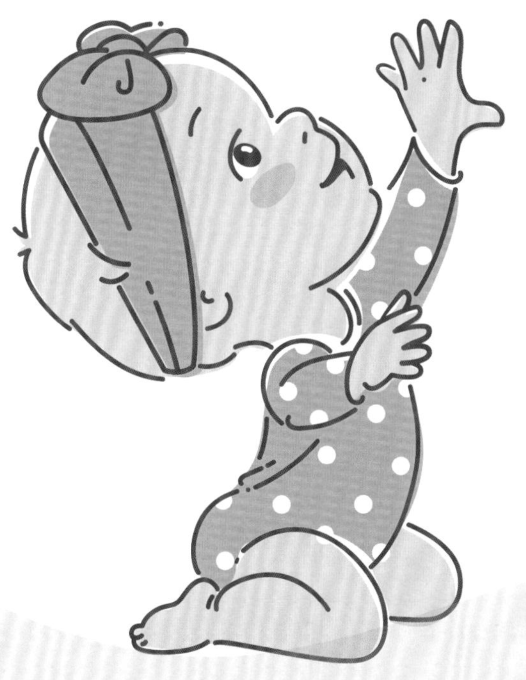

VACCIN
COVID-1
CORONAVIRUS

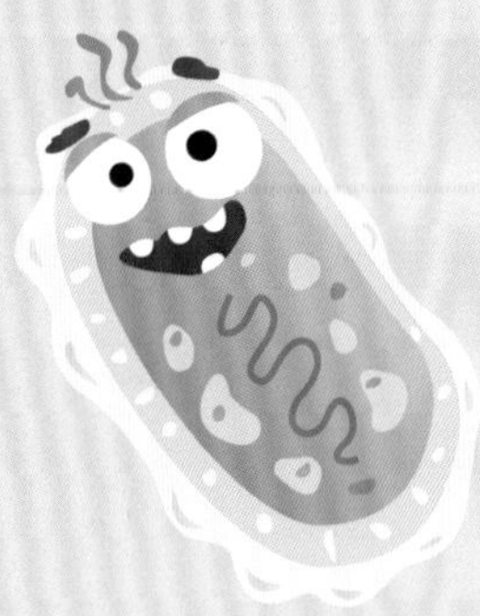

第十九章

疫苗

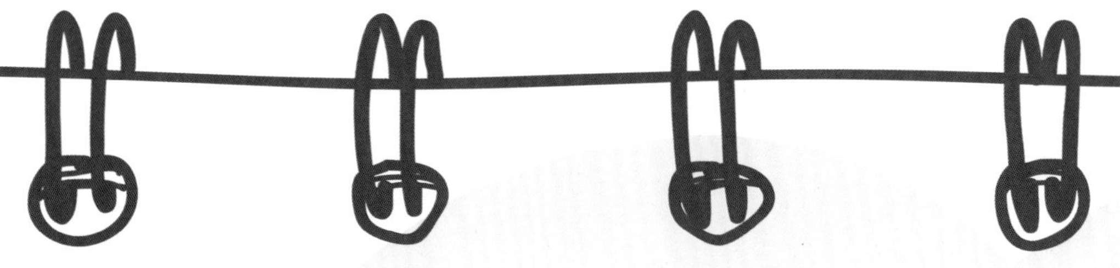

疫苗的发展之路

疫苗从诞生到如今被广泛应用，走过一段很长的发展之路。疫苗的发展可大致分为三个时期：古典疫苗时期、传统疫苗时期、工程疫苗时期。

在古典疫苗时期，人类尚未发现病原体的存在，主要是通过反复观察、依赖经验积累来“研制”疫苗。

随着科技的进步，进入传统疫苗时期，人们利用病变组织、鸡胚、细胞来增殖病毒，研制灭活疫苗和减毒活疫苗。

当人们开始利用DNA重组技术生产疫苗时即进入了工程疫苗时期。

说起疫苗的发明，我国做出了巨大的贡献。早在明代，人痘术就已在我国民间流传。人痘术，即取轻症天花患者的痘痂或痘浆，处理后置入被接种者的鼻孔内，从而使其感染痘苗后对天花产生终生的免疫力，借以达到预防天花传染的目的。

疫苗被认为**是20世纪最成功的**，挽救人类生命的公共卫生成就之一。人类要想生存就必须与疾病做斗争，而疫苗恰恰是预防疾病的有效方法之一。因此，疫苗的发明也是人类发展史上具有里程碑意义的成就。

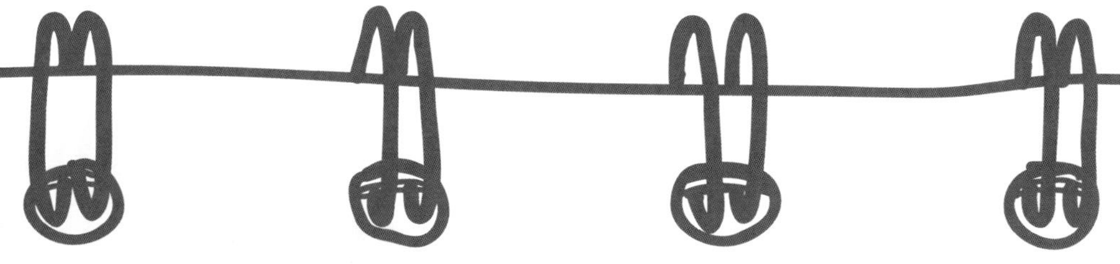

在18世纪，我国的人痘术传遍欧亚各国。英国医生爱德华·琴纳受到启发，他从一个奶场女工手上的牛痘脓包中取出来一些物质，并将之注射到一个8岁男孩詹姆斯·菲普斯的身上。接种后，詹姆斯·菲普斯患了牛痘，但很快就恢复了。随后，爱德华·琴纳再次给他种了牛痘，而这一次詹姆斯·菲普斯并没有出现天花的症状。由此，爱德华·琴纳发现了预防天花的方法，而这种接种牛痘的方式这就是如今使用的疫苗的先驱。

1921年，利昂·卡模特和卡米尔·介兰成功培育出弱毒性的结核杆菌并尝试将其注入婴儿体内用于防治结核病，由此诞生了卡介苗。

1955年，乔纳斯·索尔克制造出首例安全有效的“脊髓灰质炎疫苗”。

1963年，诺贝尔生理学/医学奖得主约翰·富兰克林·恩德斯研发出了首剂麻疹疫苗。

1967年，莫里斯·希勒曼开发出一种用于预防流行性腮腺炎的疫苗，并随后于1968年、1969年分别研制了麻疹疫苗和风疹疫苗。1971年，他把这三种疫苗结合成一种疫苗，称为麻腮风疫苗（MMR）。这一疫苗挽救了全世界数以百万计的生命。

1979年，天花在全世界绝迹。消灭天花被称为现代医学最伟大的成就之一，促成这一成就，疫苗功不可没。

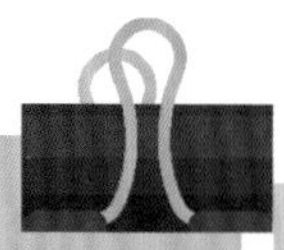

疫苗是如何发挥作用的

其实，疫苗并不是什么复杂难懂的东西。简单来说，打疫苗就是给我们的免疫系统来一次演习。在这场演习中，人工放置的“敌人”虽然具有一定的威胁性（经临床试验证明是安全的），但远没有真正的“敌人”凶猛。我们的免疫系统在这次演习中将会学习怎样识别和对付不同种类的病原体。经历过演习之后，当免疫系统真正面对病原体入侵时，就能根据演习时的经验，轻车熟路地解决问题。

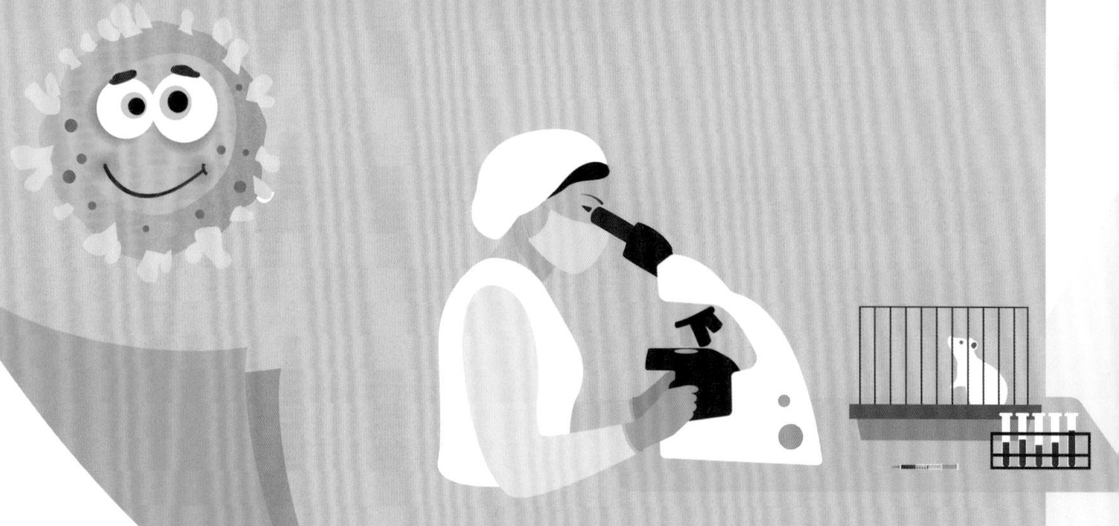

疫苗的研发过程

在了解疫苗的真实身份之后，有很多人更担心了：“大家都想方设法避免感染病毒，但是接种疫苗不就等于主动感染病毒吗？注射疫苗安全吗？”

如果直接注射未经处理或处理不当的病毒很可能引起感染。因此，接种疫苗并不是注射未经处理的病毒，而是经过处理的减毒病毒或灭活病毒。

对于疫苗的生产，我国有严格的管理制度。在疫苗被正式批准使用之前要经历很长时间的研发和试验过程。

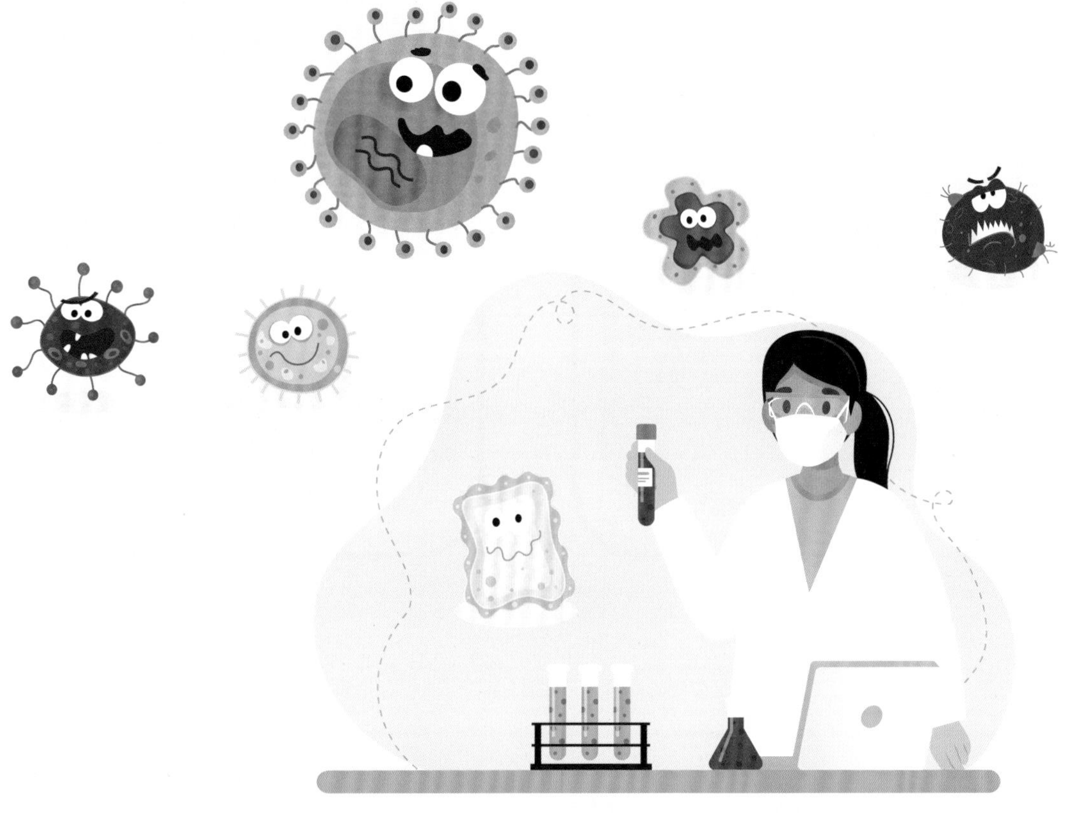

01

临床前试验

在临床试验之前必须先进行临床前试验。在进行临床前试验时，研究人员要选取病毒中合适的抗原成分制成病毒疫苗原液，并在细胞培养物、动物模型中进行试验以初步了解疫苗的安全性和有效性。临床前测试的主要目的是确保疫苗足够安全，达到在人体中进行测试的要求，并评估疫苗的潜在功效。

02

临床试验

药品或疫苗上市前在人群中的临床试验分为Ⅰ～Ⅲ期。用来全面评价疫苗上市前的有效性和安全性。只有前一期临床试验成功，才能进行下一期临床试验。要想顺利通过三期临床试验并不容易且需要很长一段时间。

03

注册审批、规模生产、批签发检验

当完成三期临床试验后，监管部门认定其安全有效，质量可控才会批准上市，除此之外，生产疫苗的企业也需要具备符合要求的生产条件。疫苗生产出来后还要经过严格的检验才能上市使用。

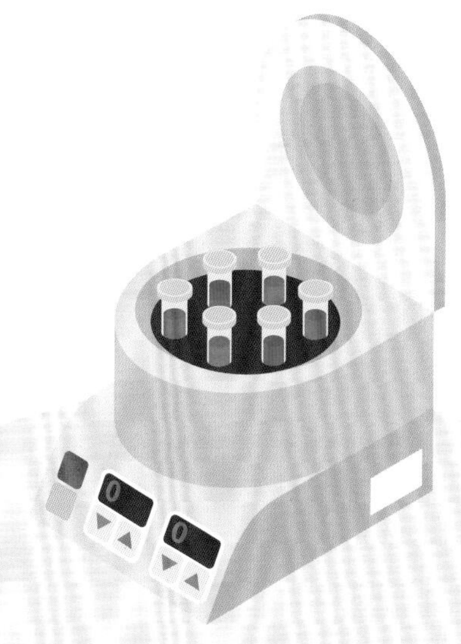

疫苗的分类

按照疫苗载体的不同可将疫苗分为以下类型。

灭活疫苗

灭活疫苗即死疫苗，人工培养后使用物理或化学方法对病毒进行灭活处理，但保留其抗原性。

☑ **优点：**安全性高，因接种疫苗而导致感染的风险很低，有免疫缺陷的人和孕妇均可使用；易保存；可以制成多联或多价疫苗。

☒ **缺点：**免疫期短，需要多次接种巩固效果。

减毒活疫苗

经过特殊处理，将病毒的毒性降低，让病毒不使人致病但又保持一定的活性，可以在人体内生长繁殖，并能够激活体液免疫、细胞免疫以及局部黏膜免疫的一种疫苗。

☑ **优点：** 免疫效果好，抗体维持时间长、水平高，接种次数少。

☒ **缺点：** 保存条件要求高；有因接种疫苗而导致感染的风险，免疫力缺陷者和孕妇不宜接种。

类毒素疫苗

类毒素疫苗是将细菌外毒素用0.3%～0.4%甲醛处理使之脱去毒性，保存免疫原性。

优点： 在人体内停留时间较长，可以较长时间刺激免疫系统产生高浓度的抗体。

缺点： 需追加接种以巩固免疫效果。

亚单位疫苗

亚单位疫苗包括乙肝HBsAg亚单位疫苗、脑膜炎球菌荚膜多糖疫苗、肺炎链球菌荚膜多糖菌苗、B型流感杆菌多糖菌苗等，是用生物化学和物理方法去除病原体中与激发保护性免疫无关的成分，保留有效的蛋白质抗原成分后制成的疫苗。

☑ **优点：** 减少免疫接种不良反应，安全性大大提升。

☒ **缺点：** 免疫原性低，需要配合佐剂使用。

结合疫苗

结合疫苗是将细菌荚膜多糖与蛋白质结合形成的疫苗。

☑ **优点：** 同时诱导T细胞和B细胞免疫，产生的抗体维持时间长。

☒ **缺点：** 价格较昂贵。

一类疫苗与二类疫苗

根据《国家免疫规划疫苗儿童免疫程序及说明（2021年版）》，疫苗分为一类疫苗和二类疫苗。

	一类疫苗	二类疫苗
规定	国家免疫规划疫苗（必须接种）	公民自愿受种
费用	政府免费向公民提供	公民自费接种
接种对象	主要为0～6岁儿童	儿童和成人
疫苗种类	乙肝疫苗、卡介苗、脊髓灰质炎灭活疫苗/减毒活疫苗、百白破疫苗/白破疫苗、麻腮风疫苗、乙脑减毒活疫苗/乙脑灭活疫苗、A群流脑疫苗/A+C群流脑疫苗、甲肝疫苗减毒/灭活疫苗	口服轮状病毒疫苗、甲肝疫苗、Hib疫苗、流感疫苗、狂犬病疫苗等
注意： 1. 优先接种一类疫苗，二类疫苗可根据身体情况和经济条件决定是否接种 2. 不可同时接种一类、二类疫苗，以免影响疫苗效果 3. 有的疫苗如乙肝疫苗对儿童来说是一类疫苗，可免费接种，对于成人来说是二类疫苗，可自愿补种		

n联疫苗与n价疫苗

我们常常会看到“n联疫苗、n价疫苗”这些字眼，这些疫苗到底是什么疫苗？和我们平时接种的普通疫苗有什么区别？

n 联疫苗

n联疫苗是两种及两种以上抗原经过物理方法处理混合制成的疫苗。此类疫苗主要针对多种抗原，如百白破三联疫苗、麻风腮三联疫苗等。它的优点在于接种次数少，免疫效果更佳，不良反应少，可有效降低接种疫苗后偶合症的发生率。

n 价疫苗

n价疫苗是针对同种抗原的不同血清型的疫苗，如9价HPV疫苗、13价肺炎链球菌疫苗等。以HPV疫苗为例，HPV常见的高危型有16、18、31、33、35、39、45等12个型别，9价疫苗主要针对的是6、11、16、18、31、33、45、52、58型，4价疫苗则主要针对6、11、16、18型。这类疫苗的优点在于接种次数少，免疫效果更佳，也能够有效降低接种疫苗后偶合症的发生率。

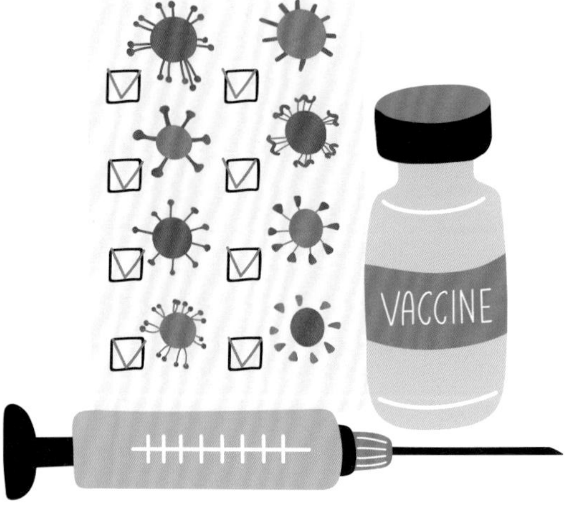

疫苗的接种

目前，疫苗的接种形式主要有注射、口服、吸入三种。

注射

3岁以下儿童通常在大腿外侧注射，3岁以上儿童通常在上臂三角肌处注射。

根据进针的角度和深度不同，注射分为皮内注射、皮下注射、肌内注射三种。接种疫苗多采用皮内注射。

皮内注射：将药液送达表皮与真皮之间。这种注射方式主要用于皮肤过敏试验、预防接种和局部麻醉的先驱用药等。

皮下注射：将药液送达皮下组织，即皮肤之下，肌肉之上，主要用于

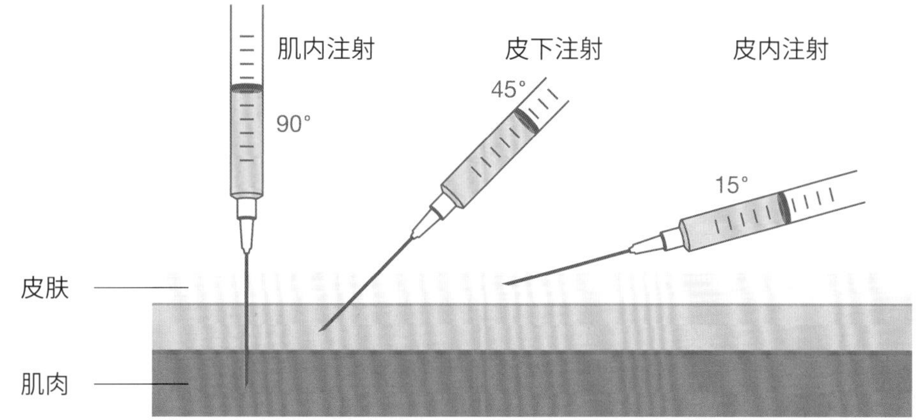

一些需要快速起效的药物的注射，如胰岛素、肾上腺素的注射，也可用于手术局部麻醉。

肌内注射：将药液送达肌层中，主要用于一些刺激性强或剂量较大的药物注射。

口服

部分疫苗采用口服的方式进行接种，如脊髓灰质炎糖丸、口服轮状病毒活疫苗等。接种这类疫苗时应以温凉水送服。

口服疫苗的前、后半小时均不能吃奶、不能喝温热水。疫苗的效用与温度有很大关系。研究表明，20°C时，脊灰减毒活疫苗的活性可达1年，20～22°C时其活性只能维持几天。母乳、温热水、配方奶的入口温度均接近体温，这个温度对脊灰减毒活疫苗来说温度过高，容易使之失效，不能充分刺激免疫系统产生相应的抗体。除此之外，母乳中可能含有脊髓灰质炎病毒抗体，会与刚接种的减毒活病毒结合，达不到免疫效果。

为婴幼儿接种脊灰疫苗时，可将糖丸疫苗碾碎放入药匙内，加少许凉开水溶解成糊状服用，或将糖丸溶于5mL凉开水中，使其完全溶化再口服咽下。

吸入

通过吸入的方式直接将疫苗送到鼻腔，通过呼吸道黏膜激活黏膜免疫反应。

免疫规划

为了保护儿童免受传染病的感染，国家制定了免疫规划程序，我国儿童从一出生就可以免费接种相应的疫苗。《中华人民共和国传染病防治法》第十五条明确规定：国家实行有计划的预防接种制度。国家对儿童实行预防接种证制度。医疗机构、疾病预防控制机构与儿童的监护人应当相互配合，保证儿童及时接受预防接种。

适龄儿童入托、入学前，幼儿园和学校要查验预防接种证，其监护人必须出示《儿童预防接种证》。家长有义务配合学校和幼儿园完成国家免疫规划疫苗的接种工作。

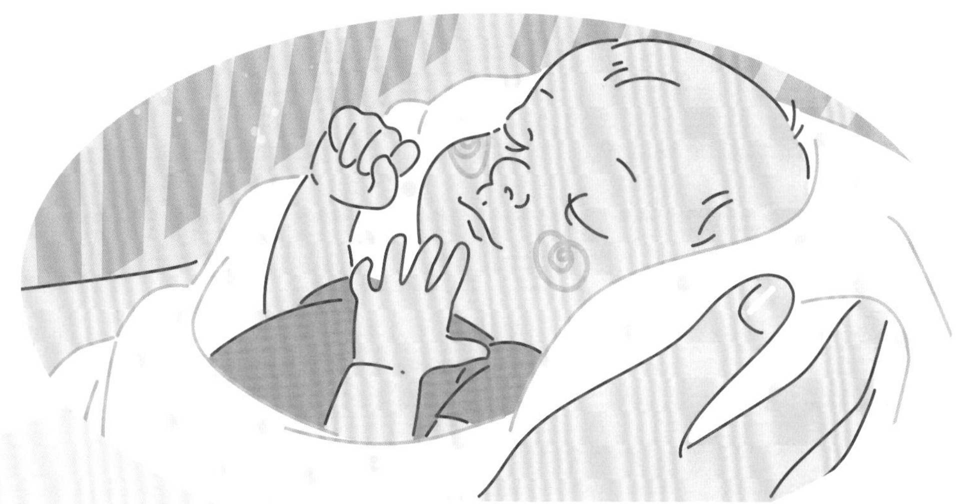

国家免疫规划疫苗儿童免疫程序表（2021 年版）

可预防疾病	疫苗种类	接种途径	剂量	英文缩写	接种年龄														
					出生时	1月	2月	3月	4月	5月	6月	8月	9月	18月	2岁	3岁	4岁	5岁	6岁
乙型病毒性肝炎	乙肝疫苗	肌内注射	10μg或20μg	HepB	1	2					3								
结核病[1]	卡介苗	皮内注射	0.1mL	BCG	1														
脊髓灰质炎	脊灰灭活疫苗	肌内注射	0.5mL	IPV			1	2											
	脊灰减毒活疫苗	口服	1粒或2滴	bOPV					3								4		
百日咳、白喉、破伤风	百白破疫苗	肌内注射	0.5mL	DTaP				1	2	3				4					
	白破疫苗	肌内注射	0.5mL	DT															5
麻疹、风疹、流行性腮腺炎	麻腮风疫苗	皮下注射	0.5mL	MMR								1		2					
流行性乙型脑炎[2]	乙脑减毒活疫苗	皮下注射	0.5mL	JE-L								1			2				
	乙脑灭活疫苗	肌内注射	0.5mL	JE-I								1、2			3				4
流行性脑脊髓膜炎	A群流脑多糖疫苗	皮下注射	0.5mL	MPSV-A							1		2						
	A群C群流脑多糖疫苗	皮下注射	0.5mL	MPSV-AC												3			4
甲型病毒性肝炎[3]	甲肝减毒活疫苗	皮下注射	0.5mL或1.0mL	HepA-L										1					
	甲肝灭活疫苗	肌内注射	0.5mL	HepA-I										1	2				

注：1. 主要指结核性脑膜炎、粟粒性肺结核等。

2. 选择乙脑减毒活疫苗接种时，采用两剂次接种程序，选择乙脑灭活疫苗接种时，采用四剂次接种程序；乙脑灭活疫苗第1、第2剂间隔7 ~ 10天。

3. 选择甲肝减毒活疫苗接种时，采用一剂次接种程序，选择甲肝灭活疫苗接种时，采用两剂次接种程序。

免疫接种打卡记

种类繁多的疫苗应该什么时候去接种呢?

出生时：第1剂乙肝疫苗+第1剂卡介苗。

1月龄：第2剂乙肝疫苗。

2月龄：第1剂脊灰灭活疫苗。

3月龄：第1剂百白破疫苗+第2剂脊灰灭活疫苗。

4月龄：第2剂百白破疫苗+第3剂脊灰减毒活疫苗。

5月龄：第3剂百白破疫苗。

6月龄：第1剂A群流脑多糖疫苗+第3剂乙肝疫苗。

8月龄：第1剂麻腮风疫苗+第1剂乙脑减毒活疫苗或第1、2剂乙脑灭活疫苗（第1剂和第2剂之间间隔7～10天）。

9月龄：第2剂A群流脑多糖疫苗。

18月龄：第1剂甲肝减毒活疫苗或第1剂甲肝灭活疫苗+第2剂麻腮风疫苗+第4剂百白破疫苗。

2岁：第2剂甲肝灭活疫苗+第2剂乙脑减毒活疫苗或第3剂乙脑灭活疫苗。

3岁：第3剂A群C群流脑多糖疫苗。

4岁：第4剂脊灰减毒活疫苗。

6岁：第4剂乙脑灭活疫苗、第4剂A群C群流脑多糖疫苗、第5剂白破疫苗。

注意：

乙脑减毒活疫苗（共接种2次）和乙脑灭活疫苗（共接种4次）二者选其一即可。

甲肝减毒活疫苗（共接种1次）和甲肝灭活疫苗（共接种2次）二者选其一即可。

疫苗对抗的那些疾病

乙型病毒性肝炎

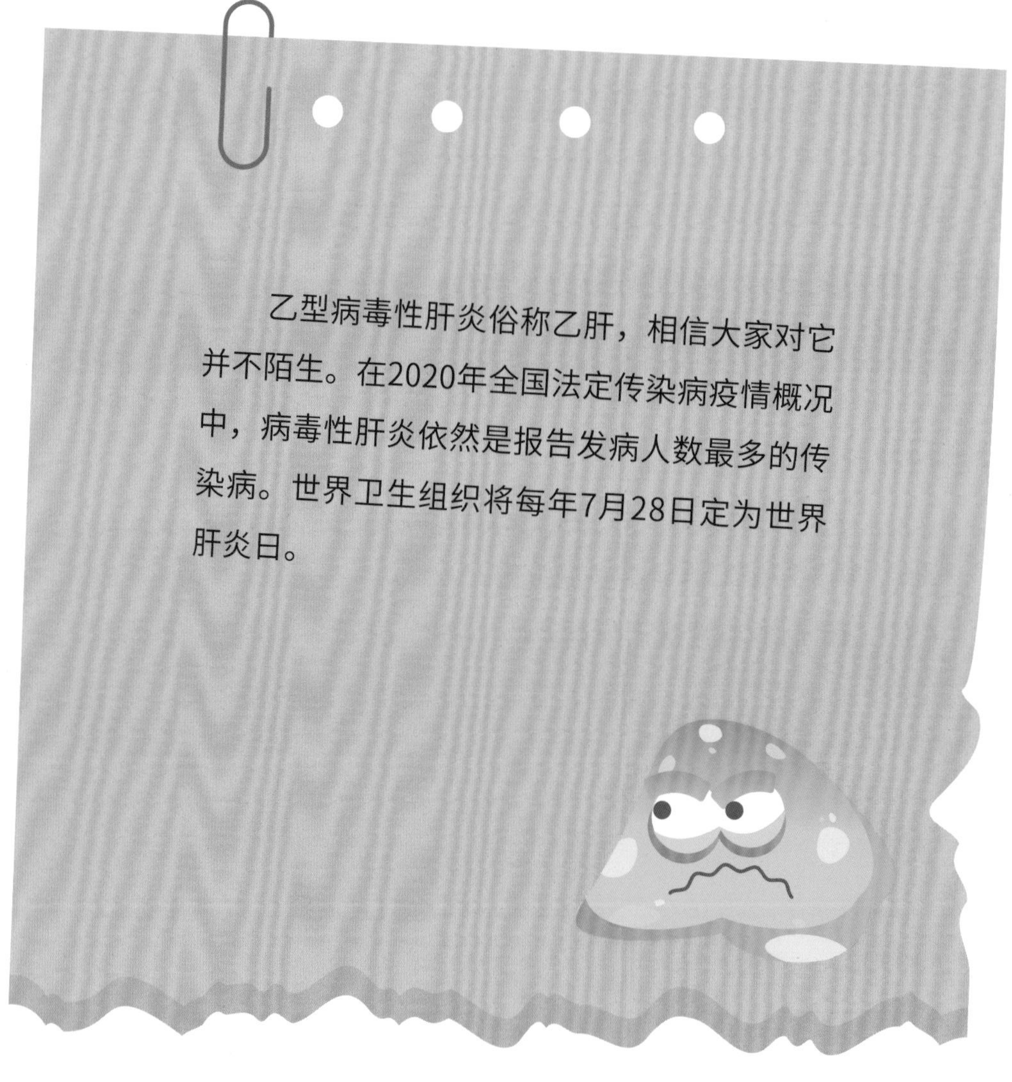

乙型病毒性肝炎俗称乙肝，相信大家对它并不陌生。在2020年全国法定传染病疫情概况中，病毒性肝炎依然是报告发病人数最多的传染病。世界卫生组织将每年7月28日定为世界肝炎日。

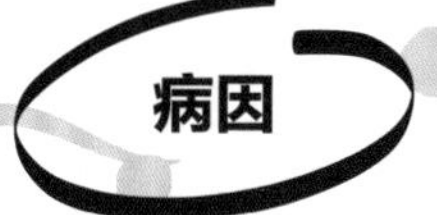

乙型肝炎病毒（HBV）感染。

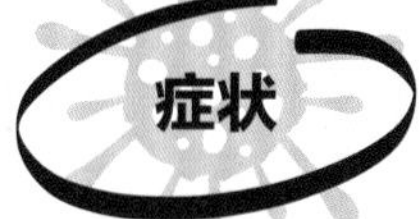

乙型肝炎可分为急性乙型肝炎和慢性乙型肝炎两种，但急性的乙型肝炎较少见，临床上多为慢性乙型肝炎。慢性乙肝即长期携带乙肝病毒，一开始症状较轻，多为全身乏力、食欲下降、厌恶油腻、肝区不适等症状，后期可能会出现肝掌、蜘蛛痣、肝脾肿大等典型表现，还可能出现上消化道出血、肝肾综合征等并发症。儿童感染乙肝症状与成人相似，多表现为疲倦乏力、恶心呕吐、厌恶油腻、腹泻等，如果肝细胞受到损害还可能出现皮肤粗糙、口角炎、面色发黄，尿液颜色加重等症状。

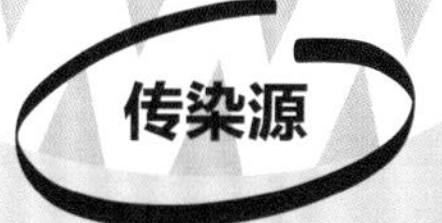

乙肝患者和携带者（携带病毒但没有临床表现的人）。

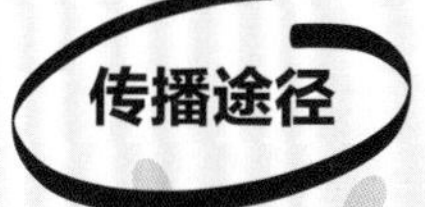

血液传播、性传播、母婴传播。

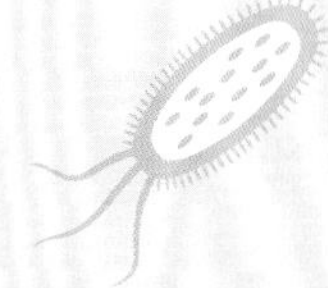

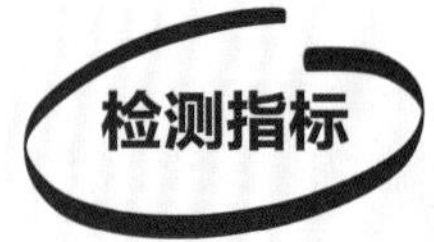

检测指标

“大三阳”和“小三阳”：检查项目包括HBsAg（乙肝表面抗原）、HBsAb或抗–HBs（乙肝表面抗体）、HBeAg（乙肝e抗原）、HBeAb或抗–HBe（乙肝e抗体）、HBcAb或抗–HBc（乙肝核心抗体）。“大三阳”指的是HBsAg、HBeAg、HBcAb或抗–HBc阳性，代表该患者体内乙型肝炎病毒复制活跃、病毒含量高、传染性强。“小三阳”指的是HBsAg、HBeAb或抗–HBe、HBcAb或抗–HBc阳性，代表该患者体内乙型肝炎病毒复制呈低水平状态，传染性较低。但大三阳和小三阳只是针对是否感染乙肝病毒进行检测，与病情严重程度无关。只有通过肝功能检测才能进一步确定肝脏的损伤程度和合成代谢功能的损伤程度。

HBV：DNA检测可以更加详细地反映病毒的复制情况和活跃期，治疗过程中需要每隔3个月左右检测1次来判断治疗效果等。

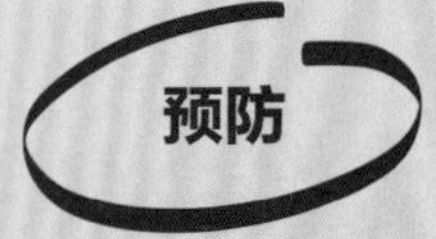

预防

接种疫苗是预防乙肝最有效的办法。此外，还应养成良好的卫生习惯，不与他人共用牙刷、毛巾等私人物品。

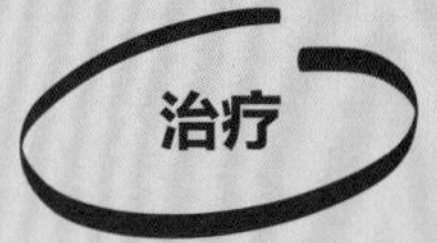

治疗

乙肝前期症状较轻，很多人并不重视，但如果任由病情发展，最后可能会发展为肝硬化或肝癌。我们的免疫系统在清除乙肝病毒的同时也会对机体造成损伤，可能导致肝细胞变性坏死，这大大增加癌变的可能性。患有慢性乙型肝炎的人患肝硬化和肝癌的概率是正常人的10倍以上。因此，对于乙肝要尽早治疗，控制病情的发展。除了进行抗病毒药物治疗，乙肝患者还要注意定期复查观察病情发展与疗效，注意调整生活习惯，注意休息；合理饮食，多吃清淡的食物，避免摄入过多油腻、含糖量高的食物，减轻肝脏负担；切记要戒酒，酒精会对肝脏产生伤害。

女性患有乙肝可以正常生育吗？乙肝妈妈可以正常哺乳吗？

首先要明确的是乙肝并不是遗传病，因此乙肝是不会遗传的。女性乙肝患者或病毒携带者只要经过治疗后病情稳定且肝功能正常（妊娠会加重肝脏负担导致肝炎加重）是可以生育的，只要进行母婴阻断就可以大大降低婴儿感染的风险。母婴阻断，即乙肝孕妇在孕晚期到医院注射一支高效价免疫球蛋白，新生儿出生12小时内接种乙肝疫苗和免疫球蛋白。有研究显示，孕妇在妊娠中后期口服抗病毒药物也可以使血清中乙型肝炎病毒DNA水平降低，提高母婴阻断的成功率。但具体用药方案应咨询专科医生。

女性乙肝患者或乙肝携带者在孕期应该定期到医院进行检查，除了产检外还应对肝功能等进行监测，了解病情的控制情况。

如果已经成功进行母婴阻断，那么乙肝妈妈不必过度担心孩子会患上乙肝。

但乙肝妈妈进行哺乳需要注意以下事项：

当母亲血清病毒载量较高，且处于疾病活动期时不宜母乳喂养。

由于乙肝病毒可以通过血液传播，如果婴儿口腔、咽喉、食道、胃肠黏膜等处有破损、溃疡，母乳中的乙肝病毒就会由此进入婴儿体内，并可能诱发乙肝病毒感染。

如果母亲乳头破溃，应暂时停止母乳喂养。

由于药物可以进入乳汁，所以正在接受抗病毒治疗的母亲不能进行母乳喂养。

需要指出的是，虽然母婴阻断的有效率较高，但HBV DNA检测阳性的母亲体内仍存在病毒复制，应尽量减少和婴儿的接触，保证与婴儿的用品绝对隔离，以降低婴儿感染病毒的概率。

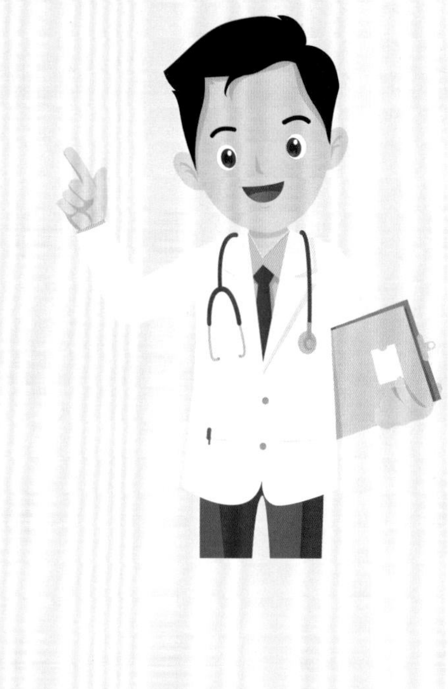

结核病

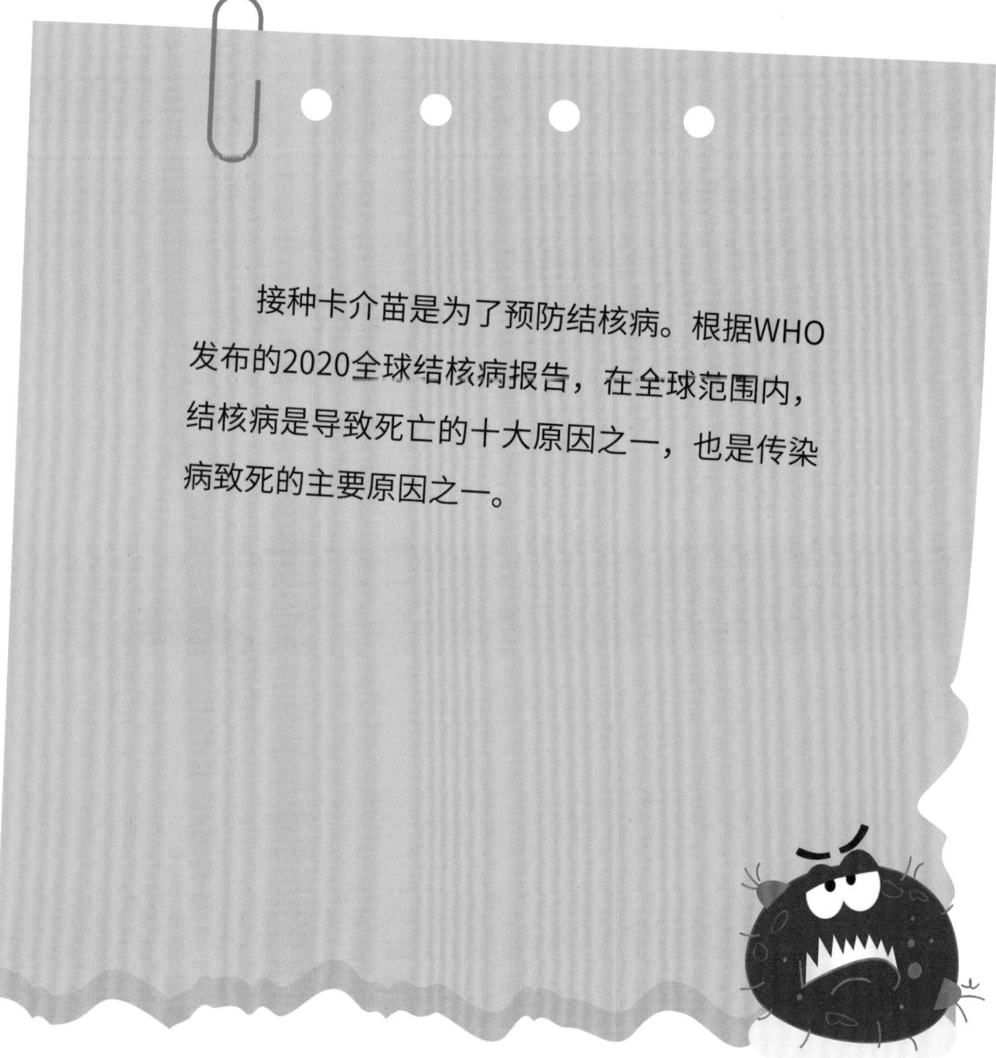

接种卡介苗是为了预防结核病。根据WHO发布的2020全球结核病报告，在全球范围内，结核病是导致死亡的十大原因之一，也是传染病致死的主要原因之一。

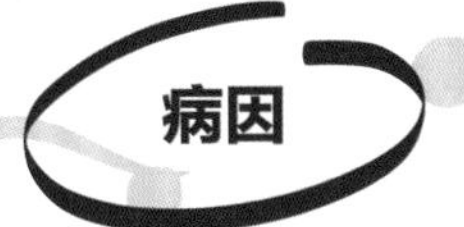

病因

结核分枝杆菌感染。

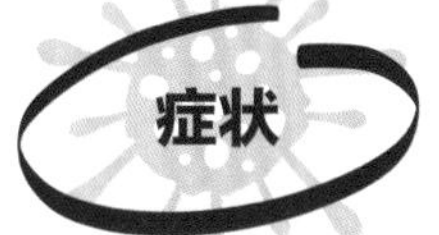

症状

在感染早期，患者通常没有症状或症状较轻，病情容易被忽视。到活动期时，患者除了有盗汗、低热等全身症状外，根据感染部位的不同可表现出不同症状。结核分枝杆菌主要侵入人体肺部引发肺结核，肺结核患者通常表现为持续低热、咳嗽、咳血、胸痛和呼吸困难等。结核分枝杆菌也可通过血液循环或淋巴液侵入其他器官引起其他部位的结核病，如消化系统感染主要表现为腹部不适、疼痛；泌尿系统感染主要表现为尿频、尿急、尿痛等泌尿系统刺激症状；生殖器结核患者主要会感到会阴部不适，男性可出现附睾、睾丸变硬、肿大的情况，女性可出现小腹坠胀痛，附件区或可扪及包块。

小儿患肺结核大多为首次感染结核杆菌，而且对结核杆菌具有高度敏感性，结核病灶周围常有广泛的炎性反应，结核菌素试验呈强阳性反应，并会反复出现疱疹性结膜炎，全身淋巴结肿大。小儿免疫功能低下，病变易全身扩散，因此小儿的肺外结核，如结核性脑膜炎较成人多见。

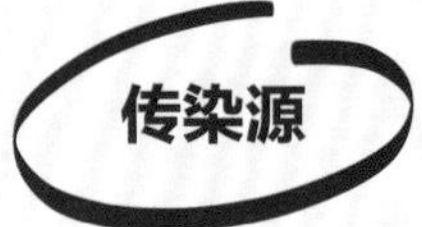

传染源

接触活动性肺结核患者。

传播途径

呼吸道传染（主要的传染途径）、消化道传染（消化道感染多因饮用未消毒的污染牛型结核杆菌的牛奶或污染人型结核杆菌的其他食物而得病）、其他传染（经皮肤传染极少见，宫内感染结核病传染途径为经胎盘或吸入羊水感染）。

检测指标

结核菌素皮肤试验（PPD试验）：通过皮内注射结核菌素，根据注射部位的皮肤状况判断结核杆菌感染所致Ⅳ型超敏反应的皮内试验。接种部位无红晕硬结为阴性（应注意假阴性），试验结果阴性表示：①未受感染。②病灶愈合。接种部位有红晕硬结为阳性，试验阳性见于：①接种卡介苗后（多呈弱阳性反应）。②已经感染但尚未发病。③结核发病。④患过结核病已痊愈。结核菌素皮肤试验不仅可以辅助诊断结核病，还可以判断卡介苗的接种情况。在接种卡介苗3个月后进行结核菌素皮肤试验，可以了解机体是否产生相应免疫力，如果为阳性则接种成功，如果为阴性者则需要重新接种卡介苗。

痰结核分枝杆菌检查：收集疑似肺结核患者的痰液标本进行涂片检查，进行结核分枝杆菌培养和核酸检测。此检查为结核病诊断的“金标准”。

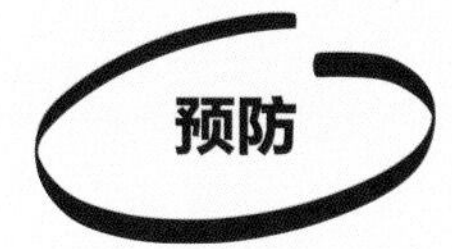

按时接种卡介苗。

注意饮食卫生，不食用未经消毒的牛奶，不在卫生条件不达标的餐馆用餐。

注意通风，保持室内空气清新。

避免接触结核病患者及其衣物、生活用品等。

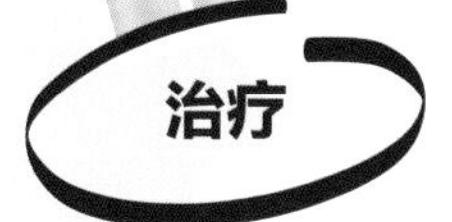

针对结核病，主要进行药物治疗，遵循“早期、联合、适量、规律、全过程”的用药原则。患者应配合医生积极治疗，同时加强生活管理，养成良好的生活习惯，增强体质。

脊髓灰质炎

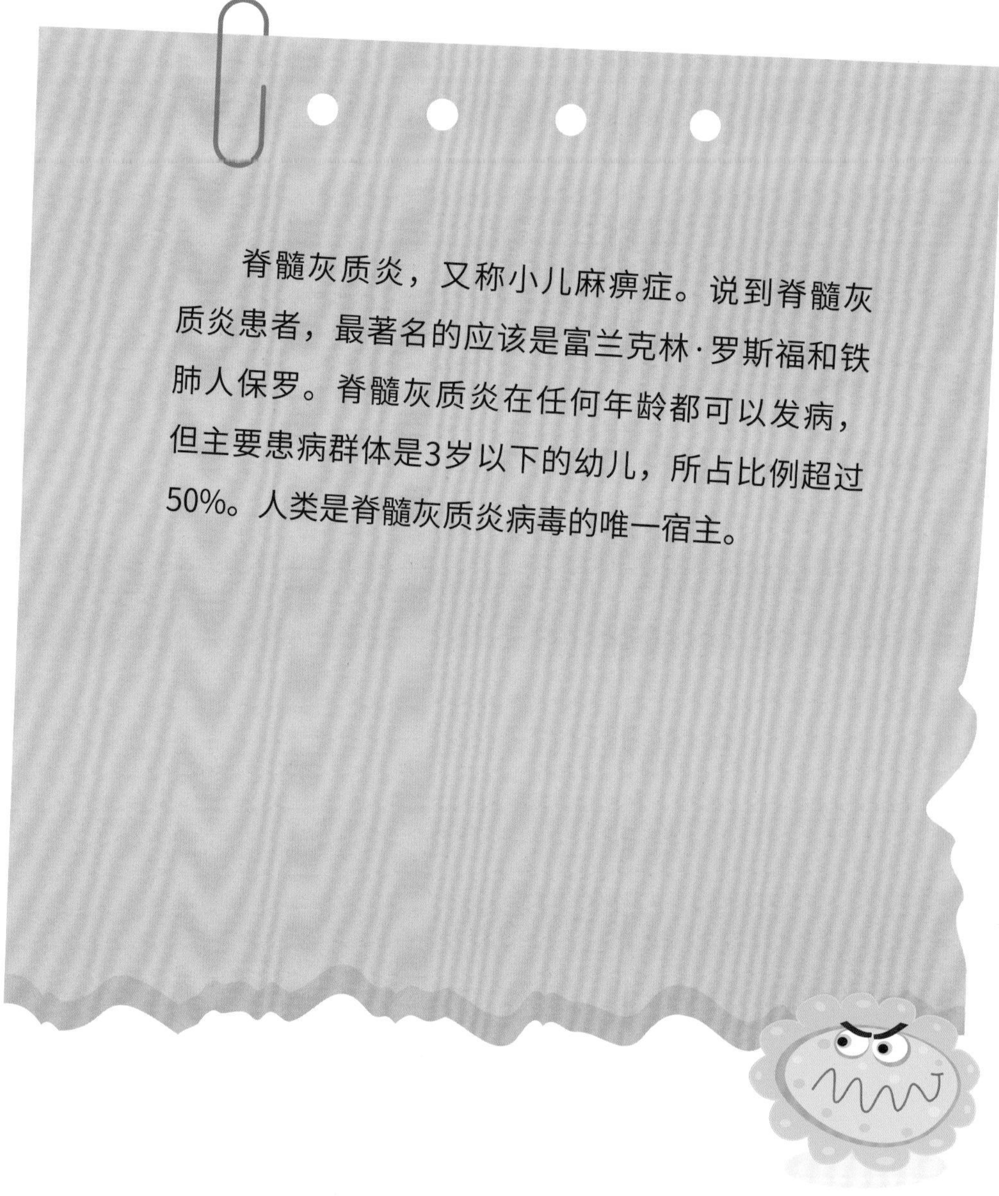

脊髓灰质炎，又称小儿麻痹症。说到脊髓灰质炎患者，最著名的应该是富兰克林·罗斯福和铁肺人保罗。脊髓灰质炎在任何年龄都可以发病，但主要患病群体是3岁以下的幼儿，所占比例超过50%。人类是脊髓灰质炎病毒的唯一宿主。

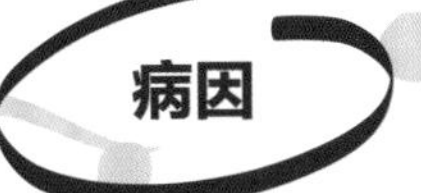

脊髓灰质炎病毒感染。

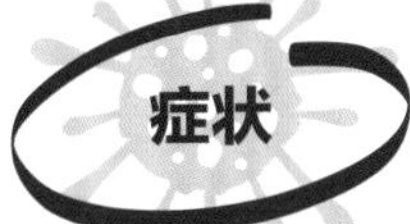

脊髓灰质炎患者全身的肌肉逐渐麻痹，当控制呼吸的肌肉也麻痹时患者死亡。脊髓灰质炎的病程可分为三期：前驱期（主要表现为精神状态差、发热、食欲下降、恶心呕吐、腹泻等）、瘫痪前期（主要表现为高热、四肢及颈背部疼痛，变换体位时疼痛加剧等）、瘫痪期（主要表现为肌张力减弱，瘫痪，可伴有高热、嗜睡昏迷等）。

传染源

人是脊髓灰质炎病毒唯一的天然宿主。因此，传染源为脊髓灰质炎患者和无症状感染者（无症状感染者携带病毒但不发病，人数众多且难以控制，是主要的传染源之一）。

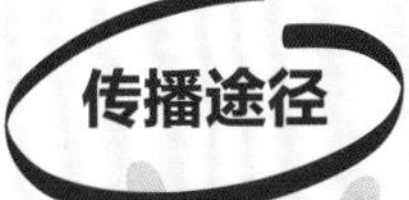

主要经粪—口传播，也可经飞沫传播等。

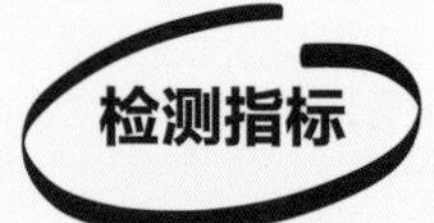

检测指标

- 粪便病毒分离培养：从粪便中分离到脊髓灰质炎病毒是最重要的诊断指标。
- 血清免疫学检查：可对脊髓灰质炎病毒进行特异性抗血清中和试验。双份血清特异性IgG抗体滴度呈≥4倍增高有诊断意义。补体结合试验阴性，中和试验阳性，表明既往感染；两种试验均阳性表明近期感染。特异性IgM抗体阳性也提示近期感染。
- 脑脊液检查：病情处于不同时期时检查结果不同，如前驱期一般表现正常，瘫痪前期脑脊液压力增高、白细胞数增加等。

预防

- 接种脊髓灰质炎疫苗是最有效的预防手段。
- 避免与患者接触。
- 勤洗手，养成良好的卫生习惯。

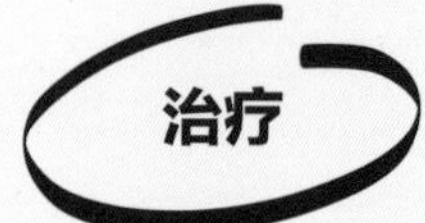

治疗

目前，人们暂时没有可以控制或扭转疾病进程的治疗手段，多采用对症治疗和支持治疗。

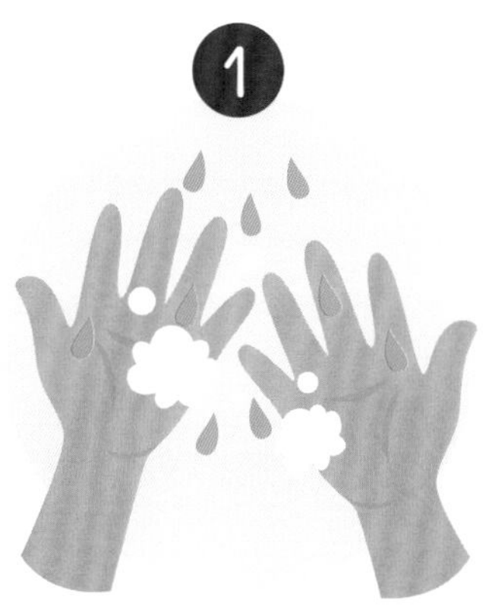

打湿双手，使用洗手液

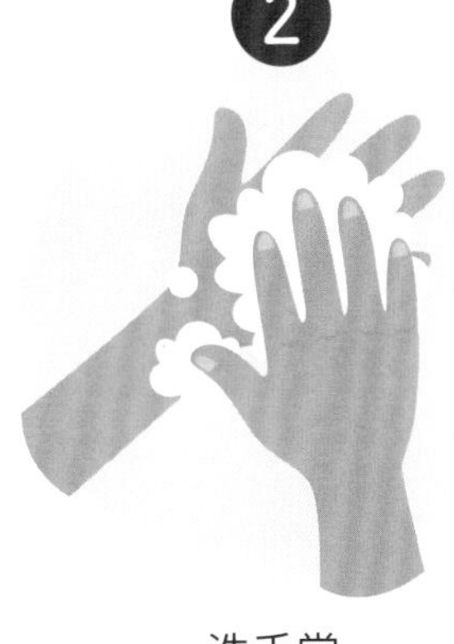

洗手掌

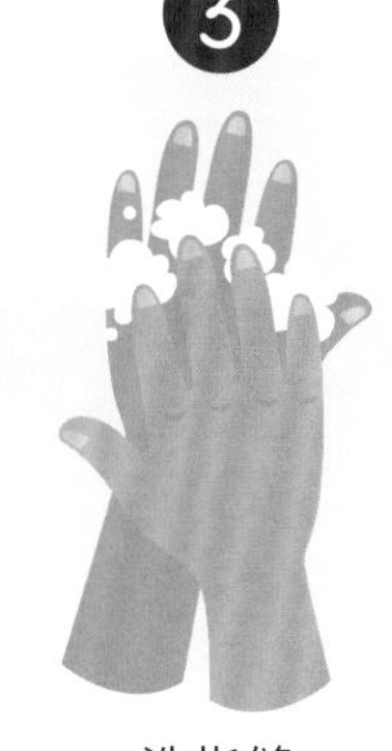

洗指缝

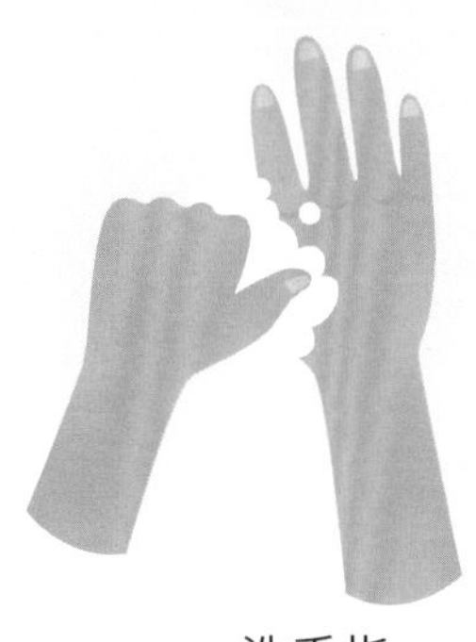

洗手指

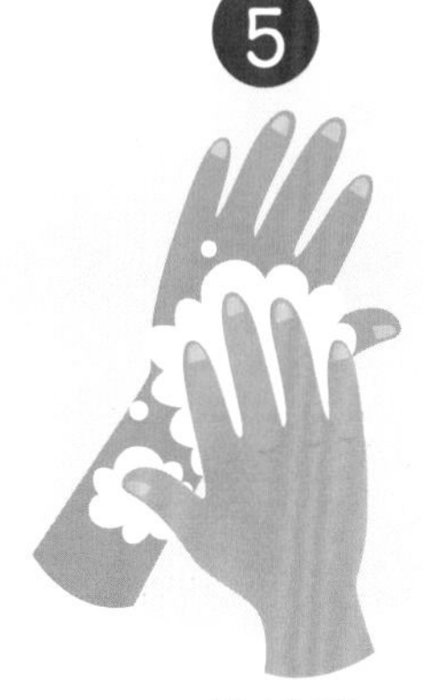

洗手背

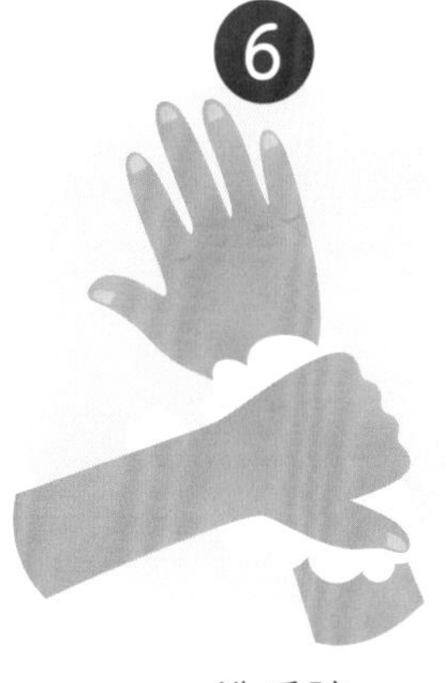

洗手腕

百日咳

百日咳是传染性强的急性呼吸道传染病。肺炎、百日咳脑病和营养不良是导致死亡的主要并发症。百日咳以喘息样咳嗽为主要特征，对于成年人或较大年龄的儿童来说百日咳不足以致命，通常造成间断性咳嗽，伴随严重气喘；但对于婴儿，尤其是不满6个月的婴儿来说，如果没有获得及时救治可能导致死亡。

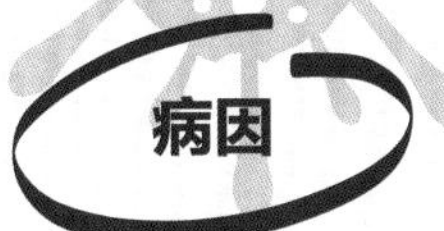

病因

百日咳鲍特菌感染。

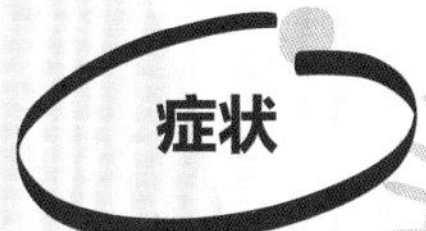

症状

春夏高发，百日咳感染后有7～14天的潜伏期，发病后病程可大致分为3个阶段：卡他期（症状似普通感冒，但咳嗽逐渐加重，一般持续1～2周，具有传染性）、痉咳期（咳嗽加重，表现为连续性的痉挛性咳嗽，发出“鸡鸣”样的吸气声，夜间咳嗽更为严重，一般持续4～6周，部分患者可达3个月以上）、恢复期（咳嗽频率和程度均有减轻，一般需要1～2周）。婴幼儿感染通常没有典型的痉咳症状，但会出现屏气、发绀等，容易发生窒息。

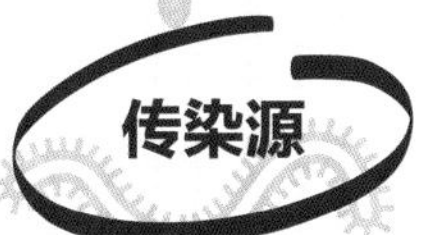

传染源

主要是百日咳患者和无症状感染者。

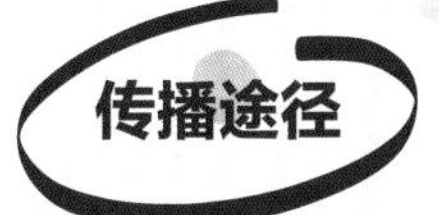

传播途径

飞沫传播。

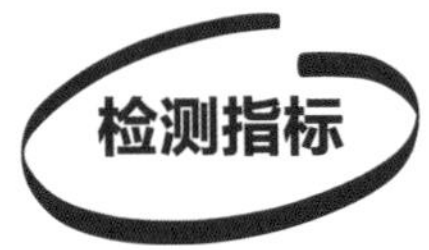

检测指标

血常规检查：白细胞数和淋巴细胞数显著增高。

病原学检查：①通过聚合酶链式反应（PCR）检测患者鼻咽分泌物百日咳杆菌DNA，诊断价值高，特异性强。②鼻咽分泌物进行百日咳杆菌的培养，卡他期时阳性率高。

预防

①接种百白破疫苗。②出现咳嗽发热等症状时主动隔离，尽量避免与他人接触。③公共场所佩戴口罩。④勤洗手、勤通风，养成良好的卫生习惯。

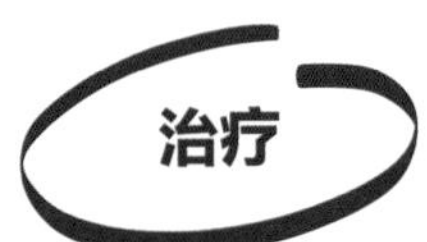

治疗

主要以抗菌药物治疗为主，同时辅以对症治疗，如果咳嗽剧烈可以服用止咳药缓解症状。

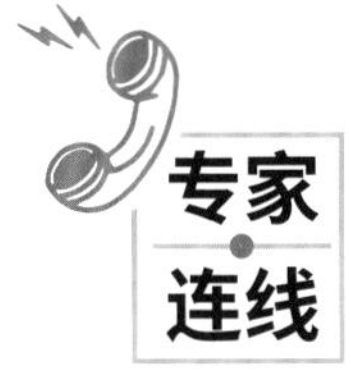

患上百日咳是真的会咳 100 天吗？

百日咳的病程为2～3个月，因病程较长，所以用“百日”来形容。

白喉

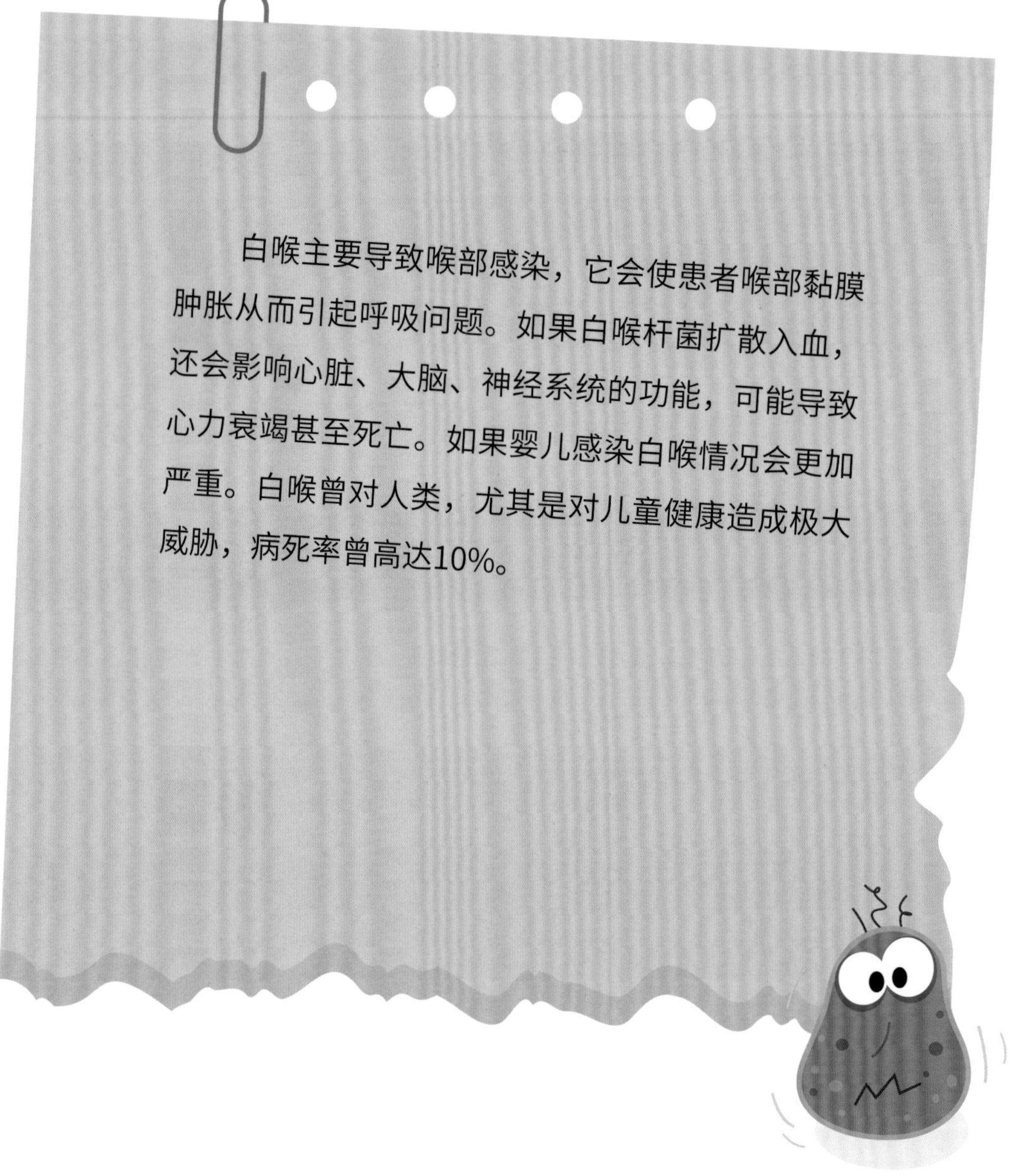

白喉主要导致喉部感染，它会使患者喉部黏膜肿胀从而引起呼吸问题。如果白喉杆菌扩散入血，还会影响心脏、大脑、神经系统的功能，可能导致心力衰竭甚至死亡。如果婴儿感染白喉情况会更加严重。白喉曾对人类，尤其是对儿童健康造成极大威胁，病死率曾高达10%。

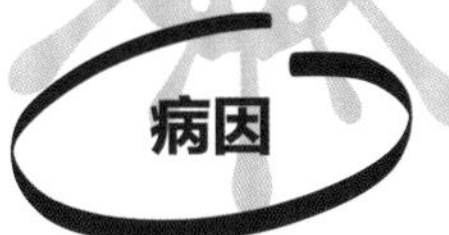

病因

白喉杆菌感染。

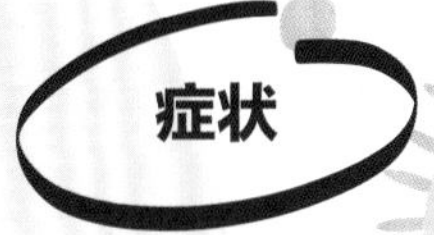

症状

白喉可发生在多个部位，其中发生率最高的是咽白喉。轻度感染时表现为发热、乏力，扁桃体轻微红肿，上面有点状或小片状假膜，可自行消退；中度感染时除了发热、乏力外，患者精神状态差，咽部肿痛，扁桃体红肿，其上有大片白色假膜，擦去后可能造成出血，且24小时内会再次出现；严重感染时咽部和扁桃体充血水肿明显，大片白色假膜蔓延至上颚、鼻咽部、咽后壁等处，口腔出现腐臭味，淋巴结肿大。除了咽白喉外，还有喉白喉、鼻白喉等。

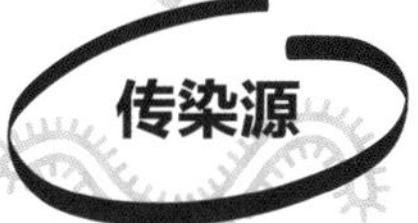

传染源

白喉患者或带菌者。

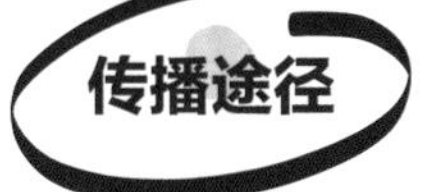

传播途径

飞沫传播。

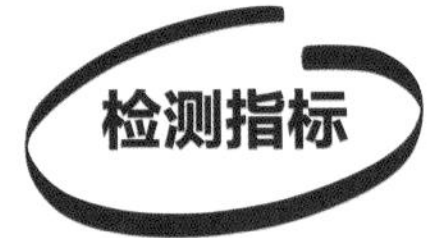

检测指标

- 血常规检查：白细胞数升高。
- 细菌学检查：鼻咽拭子涂片培养细菌确诊。

预防

①接种百白破疫苗。②勤洗手、勤通风，保持良好的卫生习惯。③公共场所佩戴口罩。

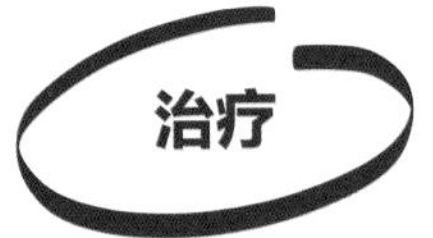

治疗

抗生素治疗（多选用青霉素进行治疗）+ 抗毒素治疗+并发症治疗。

破伤风

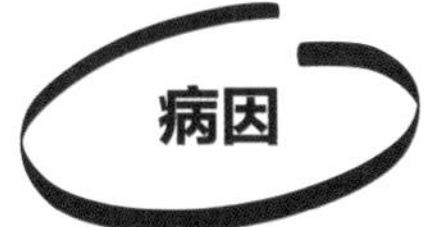

病因

破伤风梭菌感染后在厌氧微环境中繁殖扩散，产生的破伤风痉挛毒素抑制中枢神经系统释放使肌肉舒张的神经递质，导致全身肌肉兴奋性增加，出现肌肉痉挛，导致机体运动功能受损。

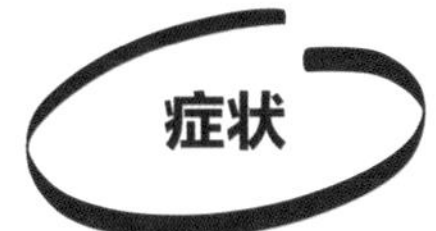

症状

通常有潜伏期，多为10天左右，新生儿潜伏期通常为出生后5～7天。潜伏期长短与感染部位距中枢神经系统的距离有关，通常潜伏期越短，发病时病情越严重，预后较差。全身型破伤风可因轻微刺激（水声、光线、接触等）诱发，典型表现为苦笑面容、牙关紧闭、角弓反张、抽搐，后可因呼吸衰竭死亡。

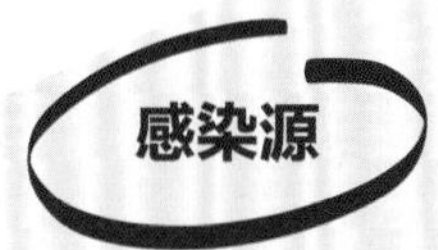

感染源

致病菌在生锈刀片、铁钉、土壤中普遍存在。新生儿感染破伤风多由于剪断脐带后脐部消毒不完全导致。

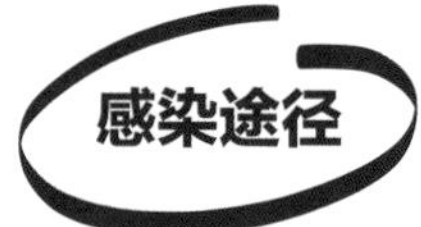

病菌通过伤口进入血液。

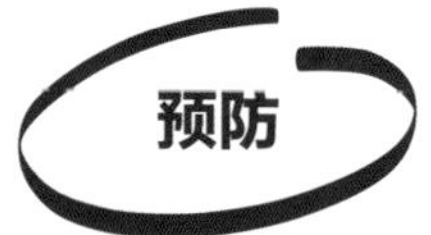

①接种百白破疫苗。②避免接触生锈的刀片、铁钉等。③如果被生锈的物品划伤要及时处理伤口，可用双氧水（过氧化氢）冲洗，充分暴露较深的伤口，创造有氧环境，避免破伤风梭菌的繁殖扩散。④如伤口污染较严重，可到医院处理并注射破伤风抗毒素血清（TAT）进行被动免疫。

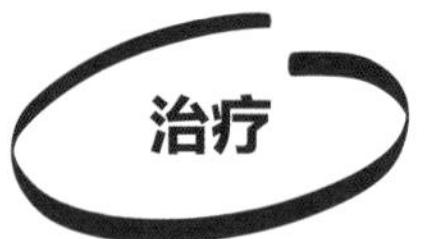

控制痉挛是治疗的关键，通常实行气管切开（使呼吸道保持畅通）+呼吸抗破伤风梭菌治疗+清创。

麻疹

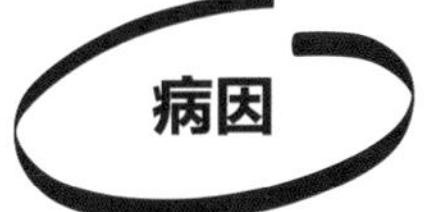

麻疹病毒感染。

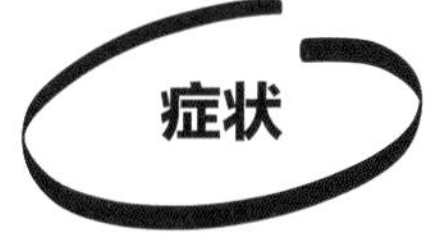

麻疹并不是一种皮肤病，而是一种急性呼吸道传染病。潜伏期通常为10天左右，患者可有轻度体温升高。前驱期患者通常出现类似普通感冒的症状，出疹期出现高热、咳嗽加重，皮肤出现红色皮疹，通常先出现于面部，自上而下蔓延至躯干和四肢，随着数量增多连接成片，颜色加深。皮疹消退后皮肤留有棕色色素沉着伴有糠麸样脱屑。患者可并发多种疾病，如中耳炎、肺炎、麻疹脑炎、亚急性硬化性全脑炎等严重并发症。出疹3～4天开始恢复，7～10天痊愈。

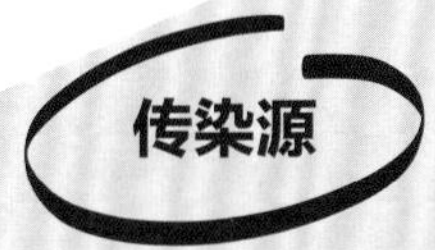

人是麻疹病毒唯一的天然宿主，传染源为麻疹患者和病毒携带者。

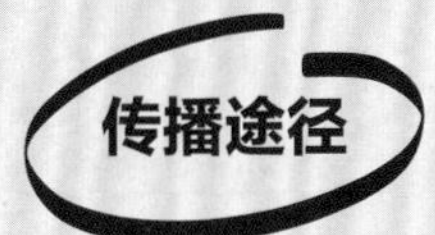

飞沫传播、接触传播。

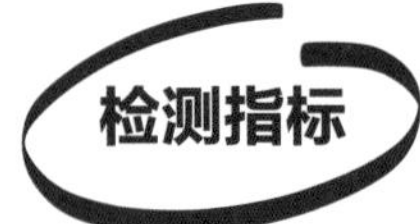

检测指标

- 血液检查：可检查血液中的抗体情况判断麻疹病情发展。
- 咽拭子检查：麻疹病毒核酸检测阳性。
- 尿液检查：尿液中麻疹病毒核酸检测阳性。

预防

①接种麻腮风疫苗。②勤洗手、勤通风，养成良好的卫生习惯。③公共场所佩戴口罩。④避免与患者接触。

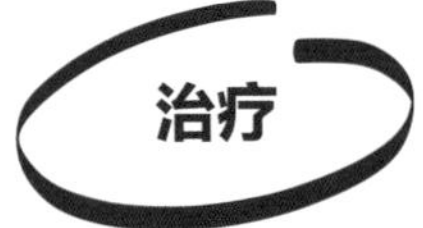

治疗

目前尚无特效治疗药物，可对症治疗。

风疹

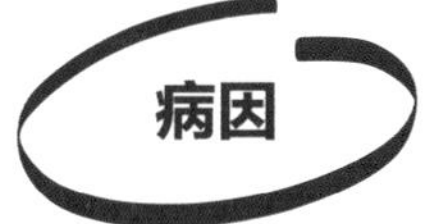

病因

风疹病毒感染导致的急性呼吸道传染病。

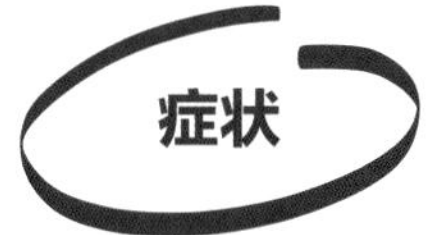

症状

风疹可以分为获得性风疹和先天性风疹综合征两大类。获得性风疹主要指后天感染风疹病毒患病，主要症状有咳嗽、咽痛等上呼吸道感染症状，病情较轻者不出现皮疹；先天性风疹综合征主要是由于孕妇在妊娠期间感染风疹病毒后经胎盘传染给胎儿。风疹病毒会导致流产、早产或引起胎儿畸形、先天性心脏病等，后果严重。

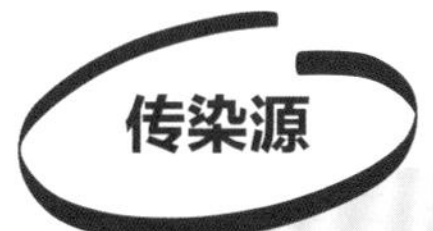

传染源

人是风疹病毒唯一的天然宿主。因此，传染源为风疹患者和病毒携带者，还可母婴垂直传播。

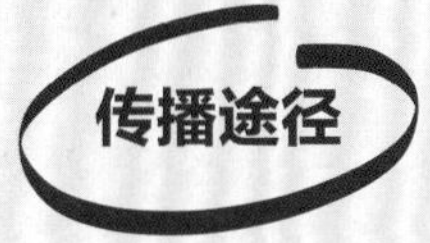

传播途径

飞沫传播、母婴传播。

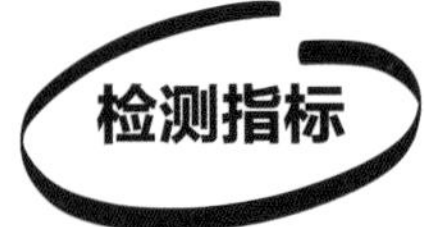

检测指标

血常规检查：白细胞数减少，淋巴细胞比例升高。

血清学检查：可检查风疹相关抗体。

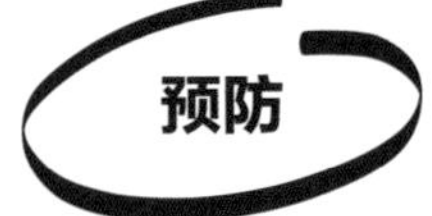

预防

①接种麻腮风疫苗。②勤洗手、勤通风，养成良好的卫生习惯。③公共场所佩戴口罩。④避免与患者接触。⑤孕妇要定期产检，做好防护，以避免胎儿感染。

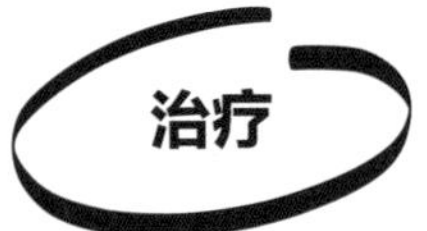

治疗

无特效治疗药物，主要为对症治疗。对于孕妇来说，感染风疹病毒是非常危险的，风疹病毒可传染给胎儿，使之出现先天性风疹综合征，甚至可能导致流产或胎儿先天性缺陷，出现智力下降、失聪失明等症状。

流行性腮腺炎

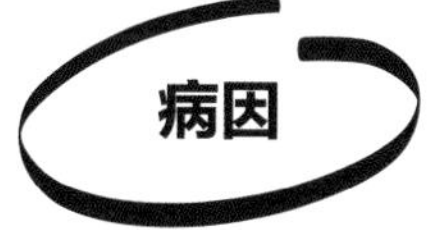

腮腺炎病毒感染引起的呼吸道传染病。

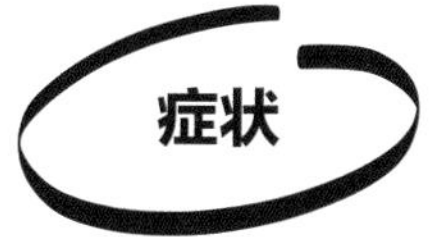

前驱期可表现为头痛、全身乏力等症状，最典型的症状是腮腺肿大，一般从一侧开始，1～4天后波及另一侧。肿大的腮腺边缘不清，有明显胀痛。流行性腮腺炎除了可导致腮腺、唾液腺发炎、肿大外，患者还会出现发热、头痛、淋巴结肿大等常见症状，严重者可能出现失聪、脑膜炎、睾丸或卵巢肿瘤。

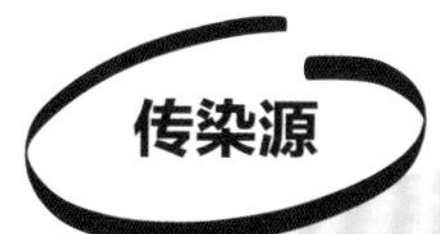

人是腮腺炎病毒唯一的天然宿主。因此，传染源为流行性腮腺炎患者和病毒携带者。

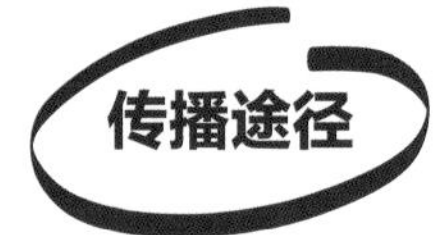

飞沫传播、接触传播、垂直传播（母婴传播）。

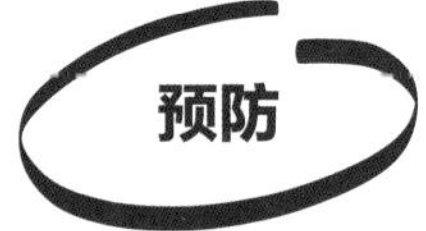

①接种麻腮风疫苗。②勤洗手、勤通风，养成良好的卫生习惯。③公共场所佩戴口罩。④避免与患者接触。

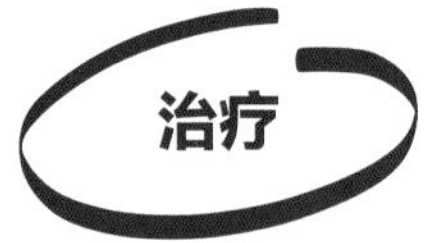

暂无特效药治疗，主要采取对症治疗。

流行性乙型脑炎

流行性乙型脑炎简称乙脑，是由乙脑病毒引起的一种蚊虫传播的急性中枢神经系统传染病，是人畜共患病。1935年，人们首次从死亡患者的脑组织和蚊体中分离出病原，并证实了蚊虫是该病的传播媒介。

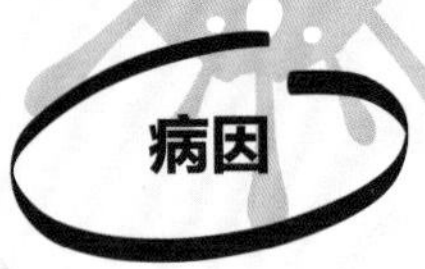

病因

乙型脑炎病毒感染导致的急性传染病。

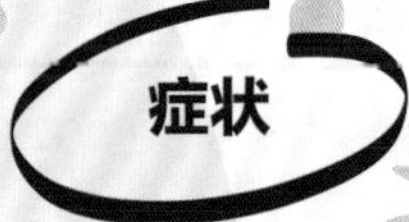

症状

夏秋季为发病高峰，发病急、病情重，以中枢神经系统病变为主，病死率和致残率高，是威胁公众，尤其是威胁儿童健康的主要传染病之一。典型的乙型脑炎病程可分为四期：初期（体温急剧上升，伴有头痛、乏力，可出现轻度颈部强直）、进展期（体温持续上升可达40°C以上，除了全身抽搐、痉挛等表现外，还可出现脑膜刺激征）、恢复期（体温逐渐下降，精神状态好转）、后遗症期（少数重症患者半年后仍有神经精神症状，如意识障碍、瘫痪失语等）。

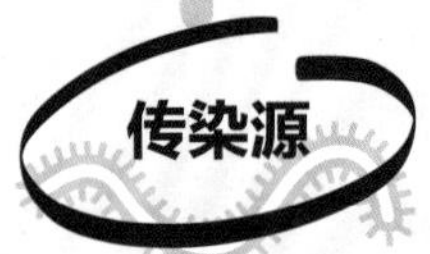

传染源

流行性乙型脑炎患者或者感染乙型脑炎病毒的猪。

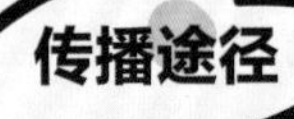

传播途径

蚊虫传播。

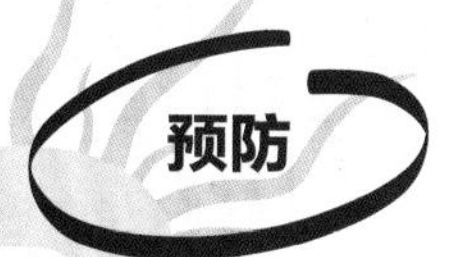

预防

①接种乙脑疫苗。②勤洗手、勤通风，养成良好的卫生习惯。③公共场所佩戴口罩。④避免与患者接触。⑤消蚊灭蚊。

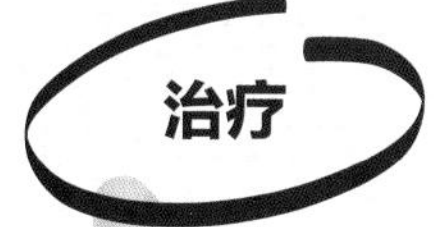

治疗

目前尚无特效药，多为对症治疗和支持治疗。部分重症患者留有后遗症。

流行性脑脊髓膜炎

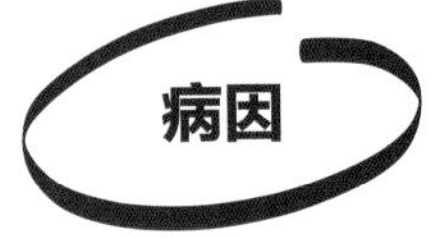

脑膜炎球菌感染后侵入血液导致败血症，最终局限于脑膜和脊髓膜，形成化脓性脑脊髓膜病变。

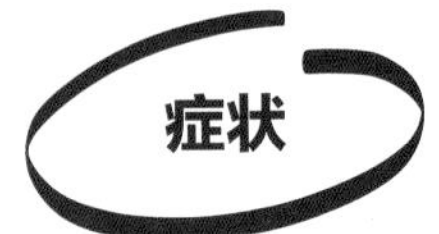

流行性脑脊髓膜炎于春季高发，可分为普通型、爆发型、轻型、慢型几种类型，最常见的是普通型，占90%以上。病情可分为前驱期、败血症期、脑膜炎期、恢复期四期。前驱期主要表现为上呼吸道感染症状，可持续1～2天。败血症期主要表现为高热伴有全身肌肉酸痛，婴儿往往哭闹不安，可能发生惊厥。同时，这一期还容易出现皮肤瘀斑，瘀斑由鲜红色变为紫红色，多由脑膜炎双球菌侵入后释放的内毒素作用于毛细血管和小血管引起坏死出血导致。脑膜炎期除了全身肌肉酸痛外还可出现剧烈头痛、喷射性呕吐等脑膜刺激征。恢复期时精神状态逐渐好转，体温下降，皮肤瘀斑消失，通常1～3周痊愈。

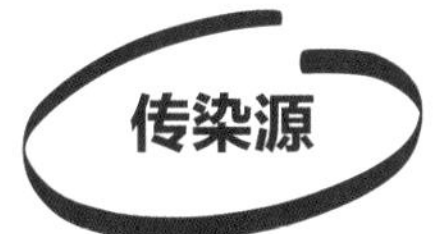

传染源

人是脑膜炎球菌唯一天然宿主。因此，传染源为流行性脑脊髓膜炎患者和病毒携带者。

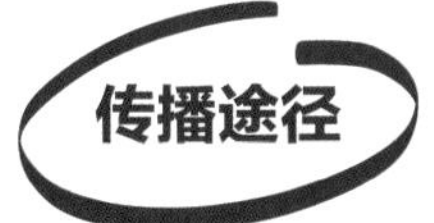

传播途径

飞沫传播。

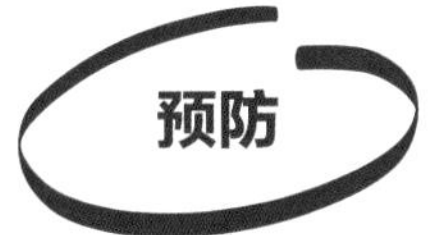

预防

①接种流脑疫苗。②勤洗手、勤通风，养成良好的卫生习惯。③公共场所佩戴口罩。④避免与患者接触。

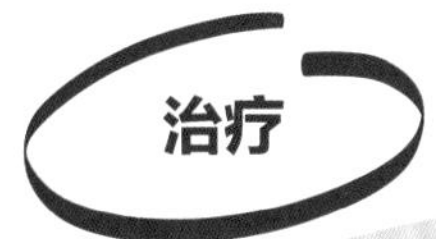

治疗

主要采用抗菌药物治疗。

甲型病毒性肝炎

甲型病毒性肝炎（甲肝）和乙型病毒性肝炎是近亲。甲肝病毒感染后可能出现呕吐，腹泻等症状，通常可持续6个月以上。

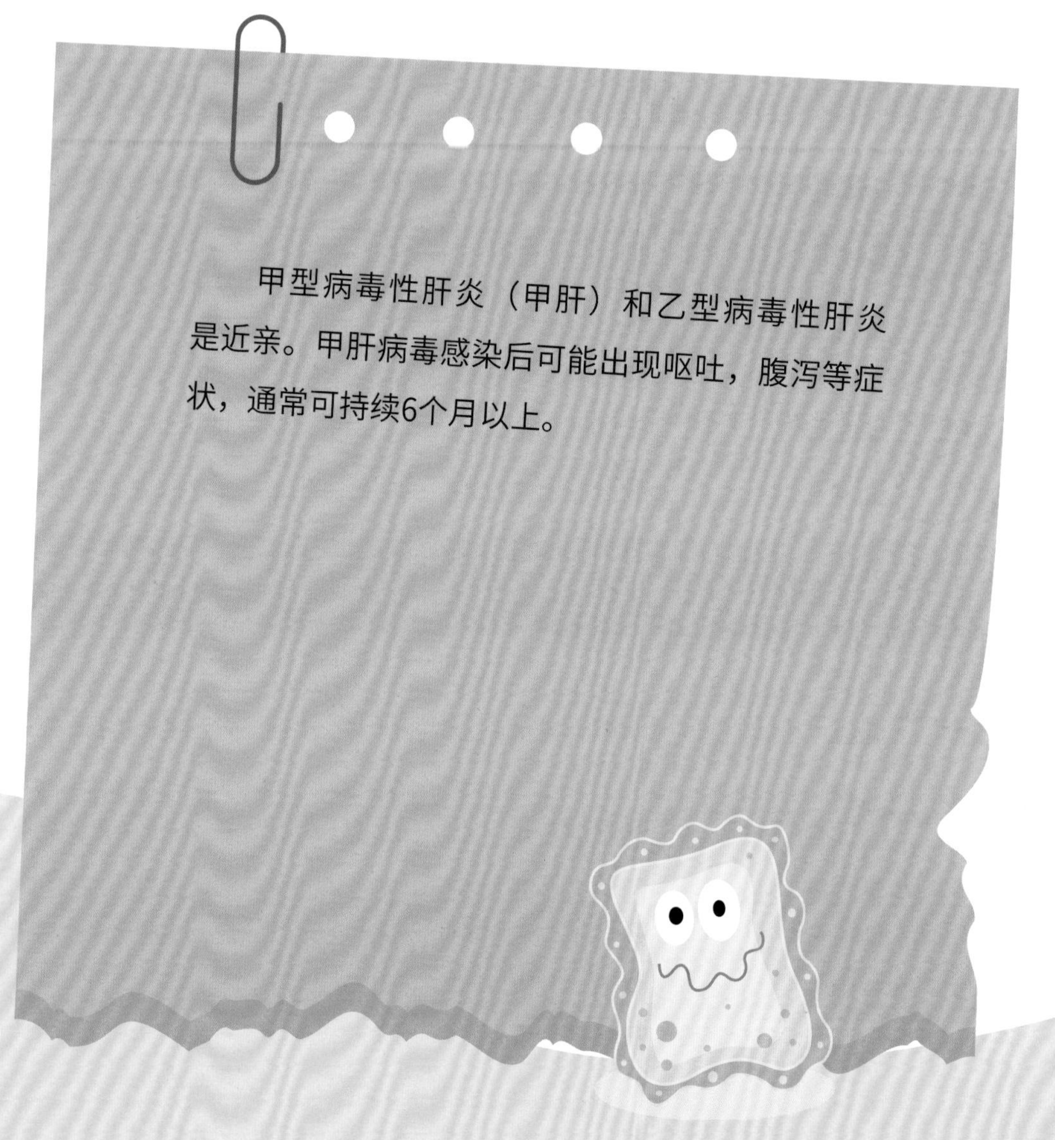

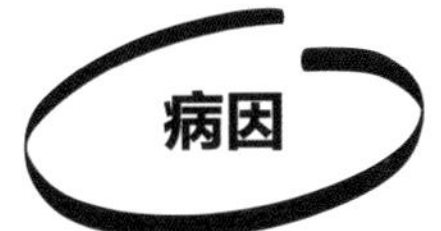

病因

甲型肝炎病毒感染后通过血液进入肝细胞，轻微破坏肝细胞，引起细胞免疫反应，最终导致肝细胞变性、坏死。甲型肝炎是一种急性传染病。

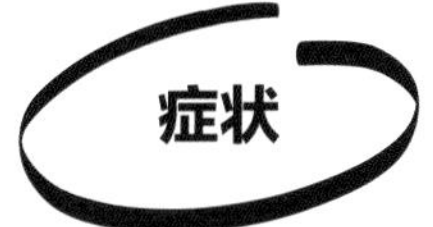

症状

并不是所有甲型肝炎都会出现黄疸。因此，不能单纯以是否出现黄疸来判断是否患甲型肝炎，患者通常有肝肿大、恶心、呕吐、乏力等症状。

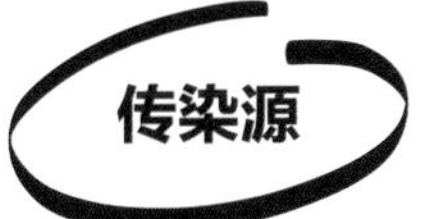

传染源

急性期患者和无症状感染者。

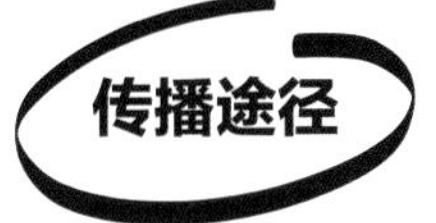

传播途径

粪—口传播。

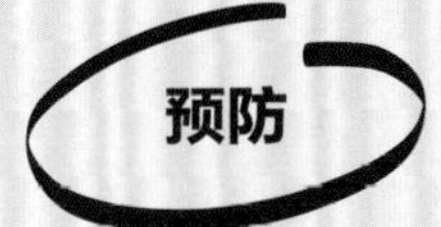

预防

①接种甲肝疫苗。②勤洗手、勤通风，养成良好的卫生习惯。③注意饮食卫生，不在卫生不达标的餐厅就餐，不吃生食。④避免与甲肝患者接触。

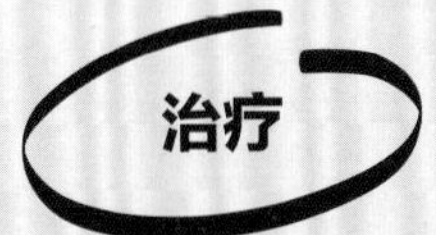

治疗

抗病毒治疗。通常预后较好，很少发展为慢性肝炎。

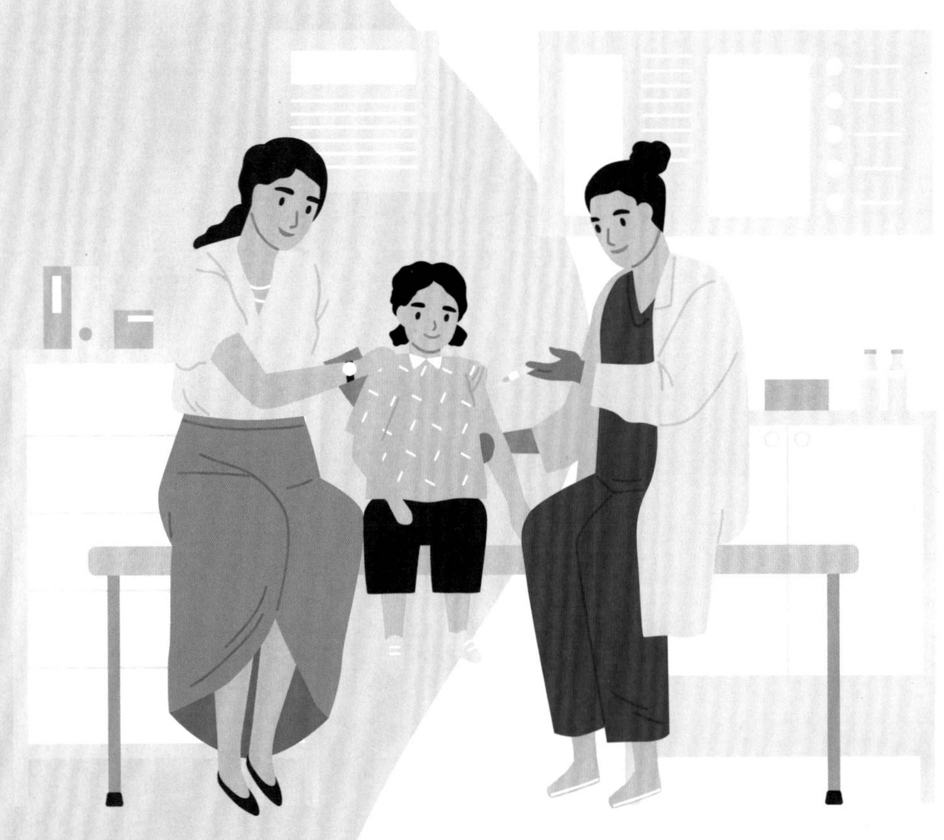

第二十章

与预防接种有关的其他问题

早产儿如何接种疫苗

早产儿可以推迟接种疫苗。因为早产儿的免疫系统发育尚不完善，比起足月出生的新生儿来说免疫力较低，接种疫苗引起的免疫反应并不明显，效果也不理想，甚至有可能会引起严重不良反应。具体的接种时间可以咨询医生。

根据《国家免疫规划疫苗儿童免疫程序及说明（2021年版）》规定，早产儿（胎龄小于37周）和/或低出生体重儿（出生体重＜2500g），如果经医学评估其身体状况稳定并且处于持续恢复状态（无须持续治疗的严重染、代谢性疾病、急性肾脏疾病、肝脏疾病、心血管疾病、神经和呼吸道疾病），可按照出生后实际月龄接种疫苗。

新生儿黄疸还能接种疫苗吗

新生儿的肝脏处于快速发育的高负荷状态，而免疫接种会加重肝脏负担。因此，为了保护新生儿，确保免疫接种的有效性，预防严重的并发症，新生儿黄疸超过正常水平的是不能进行免疫接种的。如果新生儿黄疸持续加重或者没有明显消失迹象，就需要对新生儿进行全面检查和治疗，先弄清楚黄疸的原因，等黄疸逐步消退到正常水平之后，才可以接种疫苗。

新生儿黄疸分为生理性黄疸和病理性黄疸，生理性黄疸通常在出生后2～3天出现，足月儿7～10天自行消退，早产儿2～4周自行消退；病理性黄疸通常在出生24小时内出现，黄疸持续时间长，足月儿2周不消退、早产儿3周不消退，患儿还可伴有贫血、精神萎靡、嗜睡等症状。

病理性的黄疸主要由胆红素生成过多、胆汁排泄障碍、肝脏胆红素代谢异常三方面因素导致。

HIV感染母亲所生儿童的免疫接种

对于HIV感染母亲所生儿童的HIV感染状况分3种：HIV感染儿童、HIV感染状况不详儿童、HIV未感染儿童。

HIV感染母亲所生儿童在出生后暂缓接种卡介苗，当确认儿童未感染HIV后再予以补种；当确认儿童HIV感染，不予接种卡介苗。

HIV感染母亲所生儿童如经医疗机构诊断出现艾滋病相关症状或免疫抑制症状，不予接种含麻疹成分疫苗；如无艾滋病相关症状，可接种含麻疹成分疫苗。

HIV感染母亲所生儿童可按照免疫程序接种乙肝疫苗、百白破疫苗、A群流脑多糖疫苗、A群C群流脑多糖疫苗和白破疫苗等。

HIV感染母亲所生儿童除非已明确未感染HIV，否则不予接种乙脑减毒活疫苗、甲肝减毒活疫苗、脊灰减毒活疫苗，但可按照免疫程序接种乙脑灭活疫苗、甲肝灭活疫苗、脊灰灭活疫苗。

非HIV感染母亲所生儿童，接种疫苗前无须常规开展HIV筛查。如果有其他暴露风险，确诊为HIV感染的，后续疫苗接种参照HIV感染儿童的接种建议。

使用抗生素会不会影响疫苗接种效果

在接种疫苗前、后服用抗生素相关药物对于病毒减毒活疫苗或灭活疫苗来说没有太大影响，但对于细菌减毒活疫苗来说服用抗生素会影响其效果（细菌对抗生素敏感，病毒对抗生素不敏感）。

通常情况下不建议擅自使用抗生素。服用抗生素应遵医嘱。

有哪些自费疫苗

自费疫苗即二类疫苗。选择二类疫苗时，费用高低并不能用来评判疫苗的重要性。从预防接种的角度而言接种二类疫苗可以使儿童获得更广泛的保护，如经济条件允许建议接种。

13价肺炎球菌多糖结合疫苗：肺炎链球菌易感人群年龄广泛，引起肺炎、菌血症、脑膜炎、中耳炎等。如今肺炎已经成为我国5岁以下幼儿死亡的首要原因。13价肺炎球菌多糖结合疫苗可以预防13种血清型肺炎链球菌引起的疾病，有效保护婴幼儿免受肺炎链球菌侵袭。

接种剂量：共4剂。

接种时间：2月龄、4月龄、6月龄、12～18月龄。

五联疫苗：可以代替脊髓灰质炎疫苗、百白破疫苗和Hib疫苗（b型流感嗜血杆菌疫苗），接种次数少。

接种剂量：共4剂。

接种时间：2月龄、3月龄、4月龄、18月龄。

五价轮状病毒疫苗：秋季婴儿腹泻发病率较高，会引起脱水、发热等。轮状病毒疫苗可以有效预防婴儿秋季腹泻，对接种时间有严格要求。

接种剂量：共3剂。

接种时间：最小接种年龄是6月龄，6～12月龄口服第一剂，之后每剂间隔4～10周，3岁以前可每年接种1次，保护期为1年。

A+C流脑结合疫苗：可以代替A群流脑疫苗，同时可以预防A群和C群脑膜炎球菌引起的流行性脑脊髓膜炎，且具有群体免疫效果，与A群流脑疫苗相比保护期更长。

接种剂量：共2剂。

接种时间：4～6月龄接种第1剂，第2剂建议间隔1个月以上接种。

水痘疫苗：水痘在儿童期高发，会出现发热、痒感的水疱样皮疹，如果抓挠水疱可导致皮肤破溃感染严重者可出现肺炎、肝炎、脑膜炎等严重并发症。目前，尚没有特效方法治疗水痘。因此，预防水痘的最理想方法是接种疫苗。

除此之外，水痘和带状疱疹是由同一病原体，即水痘—带状疱疹病毒。初次感染这种病毒时患儿出现水痘，水痘恢复后这种病毒仍长期潜伏在脊髓后神经结等处，之后如果遇到寒冷、创伤、严重疾病等刺激可能会被重新激活而出现带状疱疹。

接种剂量：1岁以上、11岁以下人群接种1剂，11岁以上人群接种2剂。

接种时间：1周岁以上，11周岁以下任意年龄。11周岁以上接种两剂，两剂次间隔6～10周。

注意事项：对新霉素过敏者禁止接种（水痘疫苗采用新霉素消毒）。

手足口病疫苗：手足口病重症致死率高且常伴有后遗症，接种手足口病疫苗可以预防由EV71肠道病毒引起的手足口病。

接种剂量：共2剂。

接种时间：6月龄、7月龄。

流感疫苗：流感是病毒引起的严重感冒，会出现高热、咳嗽、流涕等症状。对于婴幼儿来说，流感的病情通常较重，易导致呼吸衰竭，目前，接种流感疫苗仍是预防流感最有效的手段。除了儿童应该接种外，6个月以下婴儿的家庭成员和看护人员、孕妇以及计划怀孕的人也应该接种。接种后会出现轻度流感的表现。

接种剂量：每年1次。根据流感病毒的核蛋白抗原性不同，流感病毒可分为甲、乙、丙3个类型。此外，流感病毒又有3种血凝素亚型（H1、H2、H3）和两种神经氨酸亚型（N1、N2）。因此，抗原成分常常变更，流感疫苗成分会根据菌株改变做出相应调整。

接种时间：每年1次（10—12月流感季节开始之前），满6月龄婴儿可以接种。首次接种时不满9周岁的儿童需连续接种2剂（间隔4周）。

接种形式：①注射灭活疫苗。②滴鼻剂（减毒活疫苗），滴鼻剂只能用于5岁及以上的儿童。

注意事项：流感疫苗是从鸡胚中制备的，对鸡蛋过敏的人不能接种。

流感嗜血杆菌b结合疫苗：流感嗜血杆菌b型（Hib）感染是导致婴幼儿脑膜炎最主要的原因。除了引起脑膜炎外，患儿还可能出现严重的喉咙肿胀，以及血液（菌血症）、关节（败血性关节炎）、骨骼（骨髓炎）、肺部（肺炎）的感染。

接种剂量：3剂。

接种时间：2月龄、4月龄、12～18月龄（可根据厂家提示于4～6周岁加强接种1次）。

狂犬疫苗：有可能感染狂犬病和被动物咬伤、抓伤的人都应该接种。

接种方法：被咬当日、第3日、第7日、第14日、第30日各接种1剂，加注射狂犬病免疫球蛋白。狂犬疫苗通常按照疗程进行注射，通常5针为一个疗程。

已经患病还有必要接种疫苗吗

对于多联、多价疫苗仍有必要接种，疫苗接种可在身体恢复后进行。因为多联、多价疫苗可以预防多种疾病。例如百日咳患儿康复后，仍可接种百白破疫苗。

对于单价疫苗，患病后体内已有抗体，可以不接种。

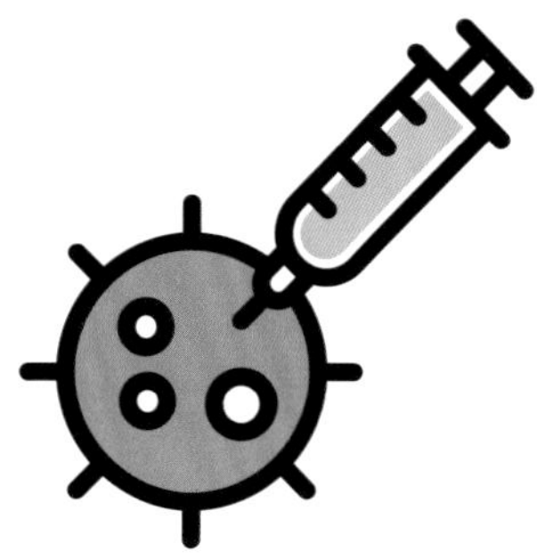

不能或暂时不能接种疫苗的情况

- 患传染病或处于传染病恢复期。
- 体温在37.6℃以上且同时伴有其他明显症状的儿童，应暂缓接种。
- 患有化脓性皮肤病。
- 患急性病、严重慢性病（先天性心脏病等），或处于慢性病的急性发作期。
- 免疫力低下、先天性免疫缺陷、正在服用免疫抑制剂。
- 进行性神经系统疾病、未控制的癫痫等。
- 对疫苗所含成分过敏或前一次接种该类疫苗后出现过敏。
- 接受化疗患者可接种灭活疫苗，但不能接种减毒活疫苗。（化疗药物会抑制免疫系统功能，接种减毒疫苗可能造成感染）。
- 重度营养不良、严重佝偻病和贫血等。
- 近期做过手术。
- 过敏体质或患有哮喘、荨麻疹等，处于过敏发作期。
- 神经心理行为发育迟缓。

具体情况应咨询专业医生，由医生确定能否接种。

疫苗中主要成分为抗原，除此之外还有佐剂、防腐剂、稳定剂等。

灭活疫苗和基因工程疫苗成分主要为纯化蛋白质和多糖成分。

减毒活疫苗将病原体处理后使之丧失明显毒性，但仍能激发免疫反应的疫苗，佐剂用来帮助疫苗刺激人体免疫反应，主要为氢氧化铝、明矾等。

防腐剂用于防治微生物污染，主要为硫柳汞、苯酚等。

稳定剂用于在运输和储存期间保证疫苗的有效性，主要为明胶、多糖、蛋白质等。

乳化剂用于保持疫苗成分的可溶性，主要为聚山梨酯80等。

还有一些疫苗在生产过程中会残留有卵清蛋白，对鸡蛋过敏的人接种此类疫苗后可能会发生过敏反应。

错过了疫苗接种时间该如何补种

根据《国家免疫规划疫苗儿童免疫程序及说明（2021年版）》规定，未按照推荐年龄完成国家免疫规划规定剂次接种，年龄不满18周岁人群，在补种时应遵循以下原则：

应尽早进行补种，尽快完成全程接种，优先保证国家免疫规划疫苗的全程接种。

只需补种未完成的剂次，无须重新开始全程接种。

当遇到无法使用同一厂家生产的同种疫苗完成接种程序时，可使用不同厂家的同种疫苗完成后续接种。

具体补种建议可以咨询医生或查询《国家免疫规划疫苗儿童免疫程及说明（2021年版）》中疫苗补种相关内容。

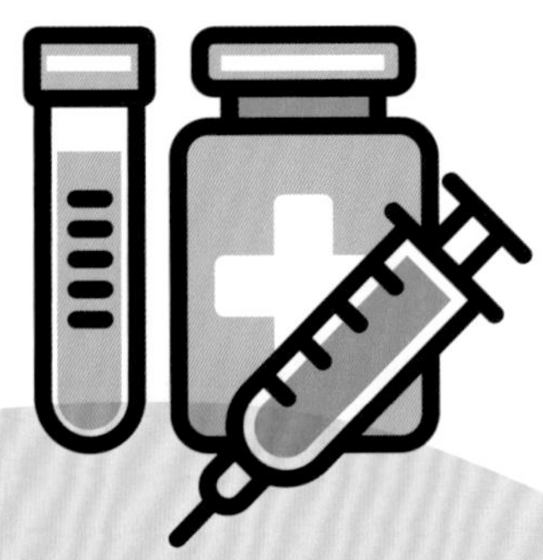

疫苗为什么要多剂次接种

只有当人体内抗体浓度达到一定水平时，免疫功能才能发挥保护作用。多剂次接种可以增加体内抗体浓度，延长保护期。但也要注意，并不是接种剂次越多越好，按照国家免疫规划疫苗儿童免疫程序接种即可。成年人如果需要补种疫苗可以先到医院抽血检测相关抗体情况再决定是否补种。

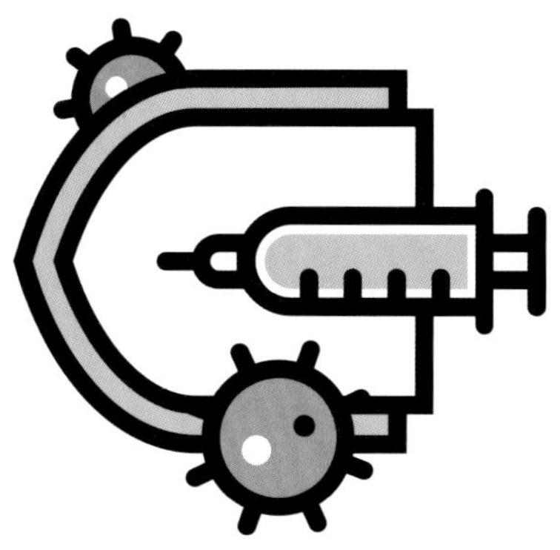

接种疫苗就能保证不被感染吗

接种疫苗虽然可以降低我们感染病毒的概率，但疫苗并不能保证我们100%不被感染。大多数疫苗保护率＞80%，少数人接种后不产生保护作用，仍有可能会发病。另外一种情况为偶合发病，即接种疫苗时受种者恰好已处在该疫苗所针对疾病的潜伏期，接种后疫苗还未产生保护作用仍会发病。

但不可否认的是，接种疫苗的人患病率远低于没有接种疫苗的人。而且，接种疫苗后即使被感染，患病的症状通常比没有接种疫苗的人轻。

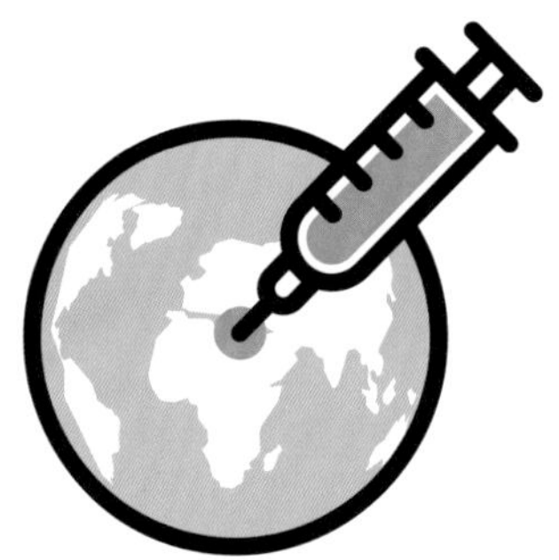

接种疫苗前应该做什么

选择疫苗接种点。可选择在所属社区卫生服务中心或医院预防接种门诊接种疫苗。如有居住地迁移的可以到原来预防接种门诊办理迁出手续，再到新居住地的预防接种部门办理迁入手续，避免漏种。

做好接种准备。①可在接种前一天给孩子洗澡，但注意不要着凉感冒。②带好《儿童预防接种证》。③给孩子穿宽松的衣服，方便穿脱。④如实告知医生孩子近期健康情况以及上一次接种后的情况，如果孩子处于发热等不适宜接种疫苗的情况应该推迟接种。⑤认真阅读并签署《知情同意书》。⑥预防接种前需要检查孩子的身体状况。健康查体对于接种疫苗至关重要，以确保接种的有效性和安全性。接种前医生会询问孩子的近期病史，如有无发热、腹泻、传染病等。对于年龄较大的孩子，医生还会询问有无药物、食物过敏史，有无惊厥史等。还需要进行简单的体格检查，排除先天性疾病、皮肤疾病、呼吸系统疾病和神经系统疾病。

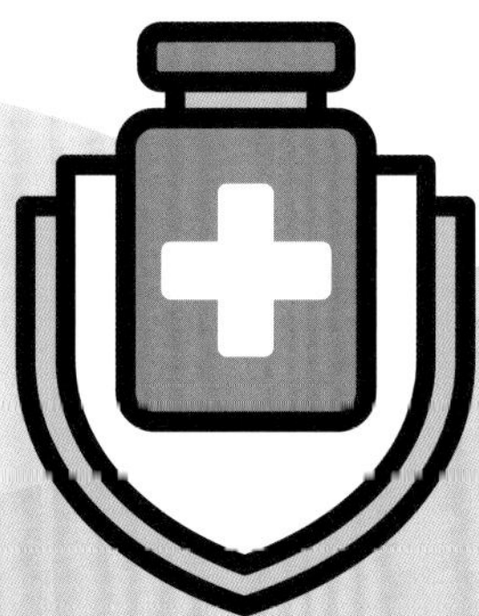

接种疫苗请这样配合

接种时配合医生要求暴露接种部位，抱好孩子，避免因孩子哭闹、挣扎导致接种部位出现偏差。

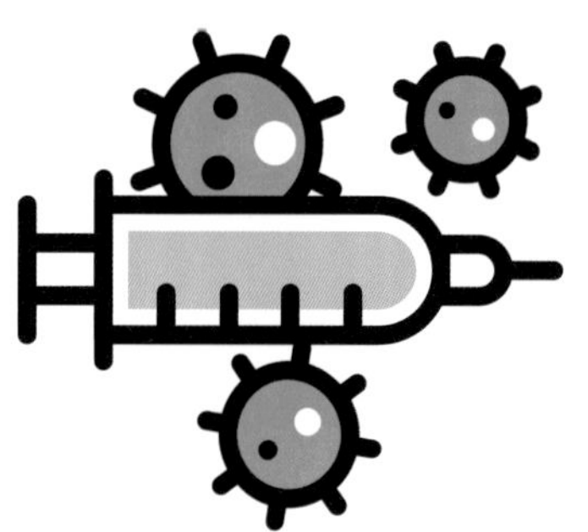

对于打针，孩子很容易感到恐惧，在接种疫苗时常常会哭闹、反抗。虽然很多家长对此心疼不已，但也要保持镇定。家长可以及时给予鼓励和安慰，帮助孩子缓解紧张的情绪，让接种能够顺利进行。

接种完成后还有这些事要做

①在留观区观察30分钟，30分钟内无异常方可离开。因为大多数疫苗不良反应出现都在接种后30分钟内，如果出现不良反应及时告诉医生进行处理，切勿接种完疫苗后就离开。②口服减毒活疫苗后半小时内不进食。③注射当天不要洗澡，避免感染。④接种后让儿童多休息，不做剧烈运动，清淡饮食，密切观察其情况，如有异常反应立即就医。

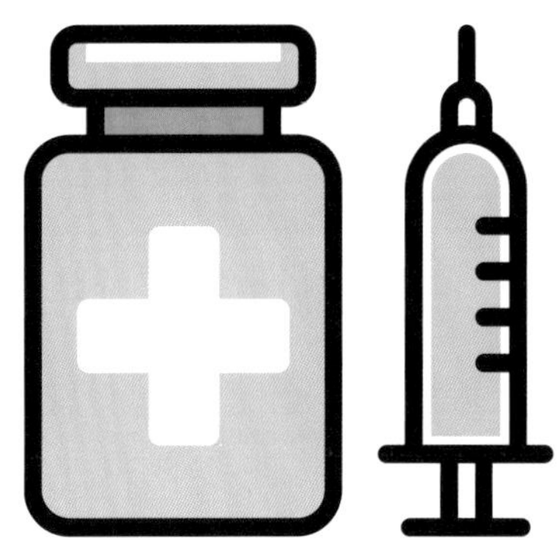

预防接种与入学

2021年1月，教育部办公厅联合卫生健康委办公厅印发通知，公布《儿童入托、入学预防接种证查验办法》（以下简称《办法》）。

《办法》明确查验单位和对象。现阶段全国所有托育机构幼儿园和小学均应当开展入托、入学预防接种证查验工作，查验对象为所有入托、入学、转学、插班儿童。

《办法》明确查验工作流程。托育机构、幼儿园和学校在新学年开学前通知新生报名时须出具预防接种证或出具接种单位提供的其他形式能够评估儿童预防接种完成情况的资料。儿童居住地或托育机构、幼儿园和学校所在地的接种单位评估儿童预防接种完成情况，并将评估结果记录到预防接种证上。托育机构、幼儿园和学校在儿童入托、入学时须查验预防接种完成情况评估结果，并督促需要补种疫苗的儿童监护人及时带儿童到接种单位补种疫苗。

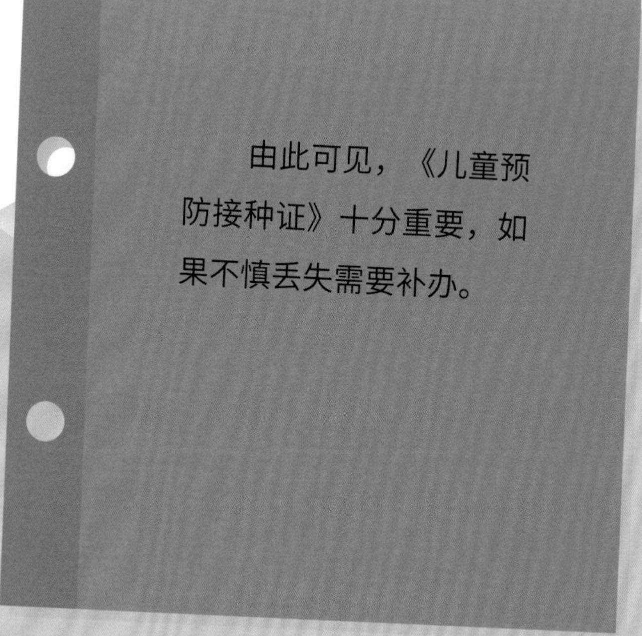

如需同时接种多种疫苗，其原则是什么

原则上，每次最多可接种2种注射疫苗和1种口服疫苗，且注射疫苗应在不同部位接种。严禁将几种疫苗混合吸入同一支注射器内接种。

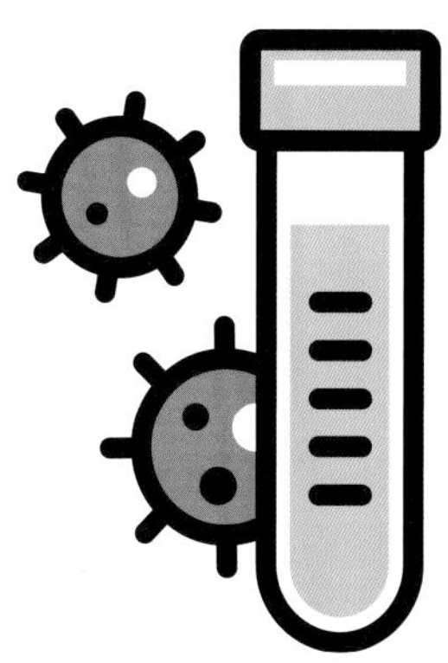

积极预防疾病

接种疫苗不代表进了保险箱，想要预防疾病，增强婴幼儿的免疫力才是关键。要想有效预防婴幼儿疾病，在日常生活中我们可以采取许多措施。

锻炼身体，增强体质

由于科技的发展和电子产品的普及，许多小孩的童年玩伴就是手机或平板电脑。这样不仅会对儿童视力造成损害，还会导致其身体素质下降。多走出家门进行户外活动有利于增强儿童对环境的适应能力。除此之外，儿童多与小伙伴玩耍、跑动还有利于骨骼和肌肉的生长发育和社交能力的培养。

科学饮食，合理搭配

小儿肥胖已经成为我们不可忽视的大问题。虽然孩子正在长身体，要保证营养的补充，但家长也一定要注意饮食均衡，荤素搭配。让孩子养成不挑食的好习惯。此外，还要注意控制糖分的摄入量。

养成良好的卫生习惯

俗话说“病从口入”。养成良好的卫生习惯可有效避免消化系统传染病。不食用不洁食物，生食瓜果蔬菜时一定要洗净，饭前便后要洗手。

做好隔离

如果家中有人患上传染性疾病，如流行性感冒、水痘、麻疹、腮腺炎等，一定要做好隔离和消毒措施，避免患者与孩子接触。如处在呼吸道传染病高发的季节，前往公共场所时应该佩戴口罩。

参考文献

[1] Palczewska I, Niedźwiecka Z, Szilágyi-Pagowska I, et al. Secular growth trends in children and youth of Warsaw in the last twenty years[J]. Med Wieku Rozwoj, 2000, 4(2): 161–176.

[2] 郭鹏, 孙艳环, 荆国红, 等. 3 ~ 7岁农村儿童生长发育状况调查[J]. 青岛大学医学院学报, 2000, 36(3): 221–222.

[3] 肖静玲. 应用WHO标准评价托幼儿童生长发育及营养状况[J]. 广西医学, 2000, 22(3): 500–501.

[4] 许月初, 朱惠莲, 王身笏. 评价儿童生长发育的参考值[J]. 中国儿童保健杂志, 2000, 8(6): 397–398.

[5] Daines M O, Hershey G K. 50 years ago in the Journal of Pediatrics: The effect of allergy management on growth and development of allergic children[J]. J Pediatr. 2001, 138(6): 925 .

[6] Lindeke L L, Shell C D, Mills M M, et al. Impact of genetic potential and prematurity on growth outcomes[J]. MCN Am J Matern Child Nurs, 2001, 26(4): 178–183.

[7] Munoz–Hoyos A, Augustin–Morales M C, Ruiz–Cosano C, et al. Institutional childcare and the affective deficiency syndrome: consequences on growth, nutrition and development[J]. Early Hum Dev, 2001, 65: S145–S152.

[8] 陈贤雄, 金雅娟. 铅对儿童生长发育智力行为的影响[J]. 广东微量元素科学, 2001, 8(10): 6–9.

[9] Salgueiro M J, Zubillaga M B, Lysionek A E, et al. The role of zinc in the growth and development of children[J]. Nutrition, 2002, 18(6): 510–519.

[10] 丁宗一, 黎海芪, 朱逞, 等. 儿童生长发育及其障碍[J]. 中国实用儿科杂志, 2002, 17(12): 705–719.

[11] 王春生,陈婉玉. 学龄前儿童生长发育调查分析[J]. 湖州师范学院学报, 2002, 24(3): 74–77.

[12] 王虹, 黄荣彬, 林艳. 深圳集体儿童生长发育状况分析[J]. 中国初级卫生保健, 2002, 16(6): 40–41.

[13] 王洪慧, 邹红海. 补充锌剂对儿童生长发育影响的研究[J]. 中国学校卫生, 2002, 23(5): 397–399.

[14] Largo R H, Fischer J E, Rousson V. Neuromotor development from kindergarten age to adolescence: developmental course and variability[J]. Swiss Med Wkly, 2003, 133(13–14): 193.

[15] 牛国剑, 王晓明. 头发锌与儿童生长发育研究分析[J]. 医学信息杂志, 2003, 16(1): 53–54.

[16] 陈顺珍, 温玉洁. 血铅水平对儿童生长发育的影响[J]. 华夏医学, 2004, 17(2): 290–292.

[17] 郭梅菊. 学龄前儿童生长发育状况追踪观察[J]. 中国校医, 2004, 18(6): 513–513.

[18] 桂秀芝. 铅与儿童生长发育的研究[J]. 医学综述, 2005, 11(2): 175–177.

[19] 黄梅, 陈文彩, 翁丽芬. 均衡膳食对学龄前儿童生长发育的影响[J]. 中国学校卫生, 2005, 26(10): 840.

[20] 马秋玲, 李飞, 孟培珠, 等. 群体儿童生长发育2年调查分析[J]. 中国妇幼保健, 2005, 20(11): 1366–1368.

[21] 郁维璐. 维生素矿物质的补充对儿童生长发育的作用[J]. 中国临床营养杂志, 2005, 13(3): 190–194.

[22] Gelander L. Children's growth: a health indicator and a diagnostic tool[J]. Acta Paediatr, 2006, 95(5): 517–518.

[23] Sheiham A. Dental caries affects body weight, growth and quality of life in pre-school

children[J]. Br Dent J, 2006, 201(10): 625–626.

[24] 陈文. 学龄前儿童生长发育与饮食因素的相关分析[J]. 中国学校卫生, 2006, 27(1): 54–55.

[25] 唐剑波, 张新春, 邢建明, 等. 齿铅负荷量对儿童生长发育影响的研究[J]. 中国实用儿科杂志, 2006, 21(3): 194–196.

[26] 张迎修, 王淑荣, 张朋才, 等. 7岁儿童生长发育及健康状况[J]. 中国妇幼保健, 2006, 21(10): 1353–1355.

[27] 翟凤英, 易国勤, 赵丽云, 等. 儿童型营养补充剂对学龄儿童生长发育和营养状况的影响[J]. 中国学校卫生, 2007, 28(6): 487–488.

[28] 刘风云, 颜世义, 王晓菲, 等. 被动吸烟对儿童生长发育的影响[J]. 泰山医学院学报, 2007, 28(8): 589–591.

[29] Benton D, ILSI Europe a.i.s.b.l. The influence of children's diet on their cognition and behavior[J]. Eur J Nutr, 2008, 47(3): 25–37.

[30] Bier D M .Growth in the first two years of life.[J].Nestlé Nutrition Workshop, 2008, 61: 135–144.

[31] Vermandel A, Van Kampen M, Van Gorp C, et al. How to toilet train healthy children? A review of the literature[J]. Neurourology and urodynamics, 2008, 27(3): 162–166.

[32] 金献江, 项如莲, 游欢庆. 温州市1 ~ 7岁儿童生长发育指标的调查[J]. 现代预防医学, 2008, 35(7): 1250–1251.

[33] 李相伍,文永植. 微量元素与儿童生长发育[J]. 微量元素与健康研究, 2008, 25(1): 54–56.

[34] 林黎, 曾果, 刘祖阳, 等. 贫困农村儿童生长发育、贫血及维生素A营养评价[J]. 中国儿童保健杂志, 2008, 16(1): 9–10.

[35] 刘云芬, 赵艾兰, 田斌, 等. 昆明市五华区贫困农村儿童生长发育现状调查[J]. 中国妇幼保健, 2008, 23(2): 240–241.

[36] 袁平, 王燕. 我国6县农村5岁以下儿童生长发育公平性分析[J]. 中国儿童保健杂志,

2008, 16(4): 384–386.

[37] Räikkönen K, Forsen T, Henriksson M, et al. Growth trajectories and intellectual abilities in young adulthood: The Helsinki Birth Cohort study[J]. Am J Epidemiol, 2009, 170(4): 447–455.

[38] 李琼芬, 段志敏, 聂绍发. 高砷饮水对云南傣族儿童生长发育的影响研究[J]. 中国初级卫生保健, 2009, 23(10): 76–78.

[39] 朱晓梅. 优质幼儿园儿童生长发育状况调查[J]. 医学理论与实践, 2009, 22(10): 1284–1285.

[40] Perlman S B, Pelphrey K A. Regulatory brain development: balancing emotion and cognition[J]. Soc Neurosci, 2010, 5(5–6): 533–542.

[41] 尹光霞, 许向东, 梁月琴. 266例健康儿童生长发育体检结果分析[J]. 华北煤炭医学院学报, 2010, 12(6): 841–842.

[42] Jomaa L H, McDonnell E, Probart C. School feeding programs in developing countries: impacts on children's health and educational outcomes[J]. Nutr Rev, 2011, 69(2): 83–98.

[43] 常虹, 杨柳. 儿童生长发育评价与指导[J]. 中国实用乡村医生杂志, 2011, 18(5): 1–2.

[44] 赵松华, 汪思顺, 姚鸣, 等. 贵州省贫困地区6岁以下儿童生长发育现况调查[J]. 郑州大学学报（医学版）, 2011, 46(1): 117–119.

[45] Roy A, Chapman R S, Hu W, et al. Indoor air pollution and lung function growth among children in four Chinese cities[J]. Indoor Air, 2012, 22(1): 3–11.

[46] 岑若珠. 儿童保健对儿童生长发育影响分析[J]. 心理医生（下半月版）, 2012(6): 129–130.

[47] 杨杰,姜国荣. 0～3岁儿童生长发育状况与家庭饮食结构[J]. 中国实用医药, 2012, 7(33): 259.

[48] 叶瑞珍. 微量元素在儿童生长发育过程中作用的探讨[J]. 继续医学教育, 2012, 26(3): 54–55.

[49] 邹起瑞, 刘永刚, 连俊勤, 等. 鼾症对儿童生长发育的影响及手术治疗疗效[J]. 临床

医学, 2012, 32(5): 6–8.

[50] Chaves C M P, Lima F E T, Mendonça L B A, et al. Evaluation of growth and development of institutionalized children[J]. Rev Bras Enferm, 2013, 66(5): 668–674.

[51] Chrestani M A, Santos I S, Horta B L, et al. Associated factors for accelerated growth in childhood: a systematic review[J]. Matern Child Health J, 2013, 17: 512–519.

[52] 黄洁兴. 微量元素在儿童生长发育中的作用[J]. 中国现代药物应用, 2013, 7(23): 219–220.

[53] 黄小莉.缺铁性贫血对儿童生长发育的影响[J].中国药物经济学, 2013(2): 460–461.

[54] 李明瑛. 微量元素对儿童生长发育的影响[J]. 中国伤残医学, 2013, 21(11): 260–261.

[55] 张遐斌, 黄灵妹, 钟思敏, 等. 改善膳食营养搭配促进儿童生长发育[J]. 医药前沿, 2013(29): 339–340.

[56] Raz S, Newman J B, DeBastos A K, et al. Postnatal growth and neuropsychological performance in preterm–birth preschoolers[J]. Neuropsychology, 2014, 28(2): 188–201.

[57] 杜毅. 农村儿童生长发育现状与提高办法[J]. 医学信息, 2014(23): 106–107.

[58] 杜毅, 罗兆宏. 农村儿童生长发育监测现状与提高办法[J]. 齐齐哈尔医学院学报, 2014, 35(15): 2288–2289.

[59] 徐红. 儿童生长发育监测体会[J]. 中国伤残医学, 2014(22): 219–220.

[60] 杨慧敏, 肖峰, 尹德卢, 等. 健康管理对0 ~ 36月龄社区儿童生长发育的影响[J]. 中华流行病学杂志, 2014, 35(11): 1244–1248.

[61] 赵艾, 薛勇, 张玉梅. 生后4个月内不同喂养方式对学龄前儿童生长发育的影响[J]. 中华围产医学杂志, 2014, 17(7): 444–448.

[62] Horowitz - Kraus T, Hutton J S. From emergent literacy to reading: how learning to read changes a child's brain[J]. Acta Paediatr, 2015, 104(7): 648–656.

[63] 邓光来. 社区儿童保健对18个月内儿童生长发育的干预价值[J]. 中国现代药物应用, 2015, 9(11): 275–276.

[64] 梁菊萍, 杜青, 龚春丹. 先天性心脏病儿童生长发育研究进展[J]. 中华全科医师杂志,

2015, 14(10): 805–808.

[65] 吴维学, 孔令婉, 黄燕, 等. 海口市3446名学龄前儿童生长发育状况调查[J]. 海南医学, 2015, 26(18): 2781–2782.

[66] 吴勇. 母乳喂养现状及对儿童生长发育的影响探讨[J]. 世界最新医学信息文摘, 2015, 15(65): 198.

[67] 徐丽琼. 儿童型营养补充剂对儿童生长发育和营养状况的影响研究[J]. 中国初级卫生保健, 2015, 29(5): 59–61.

[68] 杨臻, 刘云芬, 肖芳. 7岁以下儿童生长发育状况及其影响因素分析[J]. 中国保健营养, 2015, 25(6): 190–191.

[69] 张霆. 叶酸与儿童生长发育[J]. 中国实用儿科杂志, 2015, 30(12): 916–920.

[70] 张新芳. 家长绘制儿童生长发育曲线图的调查分析[J]. 上海医药, 2015, 36(6): 50–51.

[71] 周利. 钙铁锌微量元素对儿童生长发育的影响研究[J]. 现代诊断与治疗, 2015, 26(24): 5610–5611.

[72] Brossard–Racine M, Limperopoulos C. Normal cerebellar development by qualitative and quantitative MR imaging: from the fetus to the adolescent[J]. Neuroimaging Clin N Am, 2016, 26(3): 331–339.

[73] 阿曼古丽・铁木尔, 米克拉依・加帕尔. 分析补充钙、锌、维生素A对儿童生长发育的作用[J]. 临床医药文献电子杂志, 2016, 3(53): 10523, 10525.

[74] 刘琳, 周欢. 学龄儿童生长发育状况分析[J]. 检验医学与临床, 2016, 13(14): 1908–1910.

[75] 吴渊明, 杨晓芝. 个性化营养指导对儿童生长发育的影响[J]. 饮食保健, 2016, 3(19): 7–8.

[76] 许佳. 锌元素和儿童生长发育的关系分析[J]. 医学信息, 2016, 29(18): 179.

[77] 杨倩. 新型儿童保健对社区儿童生长发育的影响[J]. 中国社区医师, 2016, 32(6): 190, 192.

[78] 袁恩武, 张玉琀, 贾莉婷, 等. 河南地区7岁以下儿童生长发育与贫血状况调查[J]. 郑州大学学报（医学版）, 2016, 51(1): 68–72.

[79] John C C, Black M M, Nelson C A. Neurodevelopment: The impact of nutrition and inflammation during early to middle childhood in low–resource settings[J]. Pediatrics, 139 (Suppl 1), S59–S71.

[80] Sanders J O, Qiu X, Lu X, et al. The uniform pattern of growth and skeletal maturation during the human adolescent growth spurt[J]. Sci Rep, 2017, 7(1): 16705.

[81] 陈敏, 张娟. 微量元素在儿童生长发育中的作用[J]. 母婴世界, 2017(23): 36.

[82] 韩峰. 儿童生长发育和健康现状及其影响因素[J]. 医药前沿, 2017, 7(21): 383–384.

[83] 苏灿军, 应民政. 扁桃体及腺样体肥大对儿童生长发育的影响[J]. 医学综述, 2017, 23(6): 1174–1178.

[84] 杨冬华. 微量元素锌与儿童生长发育关系的研究[J]. 中国医药指南, 2017, 15(16): 164–165.

[85] Fernandez S. Music and brain development[J]. Pediatr Ann, 2018, 47(8): e306–e308.

[86] Guyer A E, Pérez–Edgar K, Crone E A. Opportunities for neurodevelopmental plasticity from infancy through early adulthood[J]. Child Dev, 2018, 89(3): 687–697.

[87] Spencer P R, Sanders K A, Judge D S. Growth curves and the international standard: How children's growth reflects challenging conditions in rural Timor - Leste[J]. Am J Phys Anthropol, 2018, 165(2): 286–298.

[88] Toftlund L H, Halken S, Agertoft L, et al. Catch–up growth, rapid weight growth, and continuous growth from birth to 6 years of age in very–preterm–born children[J]. Neonatology, 2018, 114(4): 285–293.

[89] Yap F, Lee Y S, Aw M M H Y. Growth assessment and monitoring during childhood[J]. Ann Acad Med Singap, 2018, 47(4): 149–155.

[90] 高彩云. 中医保健护理干预对脾虚体质儿童生长发育的影响[J]. 世界最新医学信息文摘（连续型电子期刊）, 2018, 18(83): 271, 277.

[91] 李琦. 小儿推拿保健干预对脾虚体质儿童生长发育的影响[J]. 内蒙古中医药, 2018, 37(4): 82–83.

[92] 李琼. 学龄前儿童营养状况对儿童生长发育的影响研究[J]. 中国保健营养, 2018, 28(3): 167.

[93] 马军. 儿童生长发育与营养[J]. 中国儿童保健杂志, 2018, 26(9): 932–934.

[94] 秦岩. 儿童型营养补充剂对儿童生长发育及营养状况的影响效果[J]. 中国保健营养, 2018, 28(32): 140, 142.

[95] 权艳红, 李有莲, 李宝强, 等. 中医保健对脾虚体质儿童生长发育的影响[J]. 光明中医, 2018, 33(14): 2065–2067.

[96] 吴正旺. 农村儿童生长发育监测现状与改善方法[J]. 养生保健指南, 2018(35): 365.

[97] 徐晓琴. 浅谈儿童保健服务在儿童生长发育中的作用[J]. 养生保健指南, 2018(24): 294.

[98] Alves J G B, Alves G V. Effects of physical activity on children's growth[J]. J Pediatr (Rio J), 2019, 95: S72–S78.

[99] Remy F, Godio–Raboutet Y, Captier G, et al. Morphometric characterization of the very young child mandibular growth pattern: What happen before and after the deciduous dentition development?[J]. Am J Phys Anthropol, 2019, 170(4): 496–506.

[100] Tran T D, Holton S, Nguyen H, et al. Physical growth: is it a good indicator of development in early childhood in low–and middle–income countries?[J]. BMC Pediatr, 2019, 19: 276

[101] 冯丽娟, 宋晓英, 李贺晓. 龋齿对儿童生长发育及营养状况影响的研究[J]. 中国临床医生杂志, 2019, 47(12): 1484–1486.

[102] 高瑾, 梁元卿 ,阎洁, 等. 健康教育对儿童生长发育过程中营养状况的影响[J]. 中国保健营养, 2019, 29(11): 273–274.

[103] 郭霞, 卫晓慧, 任爱红. 个体化营养指导对儿童生长发育状况的影响研究[J]. 中国临床医生杂志, 2019, 47(9): 1104–1106.

[104] 侯艳霞. 学龄前儿童营养状况对儿童生长发育的影响[J]. 家庭医药, 2019(5): 382–383.

[105] 苏娟, 李慧, 王宝珍. 骨龄评估在儿童生长发育中的应用[J]. 健康必读, 2019(9): 258–259.

[106] 王蓉. 营养指导对儿童生长发育状况和营养水平的影响[J]. 解放军预防医学杂志, 2019, 37(7): 32–33, 35.

[107] 许国兰. 儿童保健宣教对儿童生长发育的影响效果[J]. 临床医药文献电子杂志, 2019, 6(60): 143.

[108] 张娴. 合理均衡膳食对学龄前儿童生长发育影响的疗效评价[J]. 中国保健营养, 2019, 29(28): 61–62.

[109] Li H Q. Growth and development are the cornerstone of pediatrics[J]. Zhonghua er ke za zhi, 2020, 58(3): 185–187.

[110] 陈洁. 个性化营养指导对儿童生长发育状况的临床影响[J]. 医学美学美容, 2020, 29(3): 187–188.

[111] 顾爱琴. 儿童保健护理对儿童生长发育的影响[J]. 妇儿健康导刊, 2020, 10(3):69–70.

[112] 李婧. 儿童保健护理对儿童生长发育的影响[J]. 妇儿健康导刊, 2020, 10(11): 106–107.

[113] 罗清香. 合理均衡膳食对学龄前儿童生长发育的影响分析[J]. 养生保健指南, 2020(29): 286.

[114] 马留燕. 分析学龄期儿童预防保健对儿童生长发育的作用分析学龄期儿童预防保健对儿童生长发育的作用[J]. 中外女性健康研究, 2020(4): 65–66.

[115] 覃颂团. 儿童预防保健在学龄期儿童生长发育中的意义探讨[J]. 母婴世界, 2020(20): 40.

[116] 唐小英. 营养指导对儿童生长发育状况和营养水平的影响[J]. 养生保健指南, 2020(15): 285.

[117] 王侠,杨琴. 0～3岁藏族儿童生长发育状况及影响因素调查分析[J]. 中国现代医生, 2020, 58(18): 156–158, 163.

[118] 王伊. 学龄期儿童预防保健对儿童生长发育的作用[J]. 饮食保健, 2020(49): 291.

[119] 闫华侠. 儿童保健宣教对儿童生长发育产生的影响分析[J]. 中国保健营养, 2020, 30(20): 330.

[120] 颜青. 学龄前儿童生长发育及营养相关性疾病分析[J]. 中国继续医学教育, 2020, 12(31): 74–76.

[121] 张玲. 探究个性化营养指导对儿童生长发育状况的影响[J]. 医学食疗与健康, 2020, 18(7): 12, 14.

[122] 朱会坤, 依波罕, 杨世界, 等. 锌缺乏对儿童生长发育及智能的影响探讨[J]. 临床医药文献电子杂志, 2020, 7(65): 45–46.

[123] Kar P, Reynolds J E, Grohs M N, et al. Association between breastfeeding during infancy and white matter microstructure in early childhood[J]. Neuroimage, 2021, 236: 118084.

[124] Silva C C V, El Marroun H, Sammallahti S, et al. Patterns of fetal and infant growth and brain morphology at age 10 years[J]. JAMA Netw Open, 2021, 4(12): e2138214.

[125] Yates T S, Ellis C T, Turk–Browne N B. Emergence and organization of adult brain function throughout child development[J]. Neuroimage, 2021, 226: 117606.

[126] 段彩霞. 探讨儿童保健护理对儿童生长发育的影响[J]. 健康必读, 2021(27): 170–171.

[127] 李雪, 吴瑾. 儿童生长发育障碍的识别与对策[J]. 中国临床医生杂志, 2021, 49(2): 138–141.

[128] 罗丹, 史维娟, 荆亚瑞, 等. 维生素D缺乏对儿童生长发育情况的影响[J]. 贵州医药, 2021, 45(10): 1570–1571.

[129] 王洪波, 肖建军. 预防保健对学龄期儿童生长发育的改善作用[J]. 中国保健营养, 2021, 31(29): 275.

[130] 薛成祥. 儿童全血中微量元素含量及科学合理补充微量元素对儿童生长发育的意义[J]. 养生保健指南, 2021(18): 58.

[131] 闫荣. 骨龄测试在儿童生长发育中的应用分析[J]. 中国农村卫生, 2021, 13(10): 36, 38.

[132] 杨旭. 维生素D在儿童生长发育中的作用效果观察[J]. 养生大世界, 2021(22): 38–39.

[133] 杨竹青. 探讨个体化营养指导对儿童生长发育状况和营养水平的影响[J]. 食品安全导刊, 2021(29): 127–128.

[134] 于华君. 个体化营养指导对儿童生长发育状况和营养水平的影响[J]. 中国保健营养, 2021, 31(13): 238.

[135] Liu Y, Wang Y Y, Cheng Y, et al. Growth and development of children and related influencing factors: a cross–sectional study of the families with children aged 0–6 years in Jiangsu Province[J]. Zhongguo Dang dai er ke za zhi, 2022, 24(6): 693–698.

[136] Parikh P, Semba R, Manary M, et al. Animal source foods, rich in essential amino acids, are important for linear growth and development of young children in low– and middle–income countries[J]. Matern Child Nutr, 2022, 18(1): e13264.

[137] Skouteris H, Green R, Chung A, et al. Nurturing children's development through healthy eating and active living: Time for policies to support effective interventions in the context of responsive emotional support and early learning[J]. Health Soc CareCommunity, 2022, 30(6): e6719–e6729.

[138] 曾美锋. 维生素D在儿童生长发育中的应用分析[J]. 中国卫生标准管理, 2022, 13(9): 5–7.

[139] 李娟, 杨晓蓉. 学龄期儿童预防保健对儿童生长发育的作用分析[J]. 贵州医药, 2022, 46(2): 278–279.

[140] 李娟, 张小娥. 龋齿对低龄儿童生长发育和营养状况的影响[J]. 贵州医药, 2022, 46(1): 62–63.

[141] 姚紫珺, 李菊, 李冬, 等. 学龄前儿童生长发育状况与感觉统合失调的关系研究[J]. 重庆医学, 2022, 51(11): 1812–1817.

[142] 袁君茹. 肠道感染与儿童生长发育的研究进展[J]. 临床与病理杂志, 2022, 42(8): 2026–2030.

[143] 李一辰, 杨晓尘, 云青萍, 等. 2005年和2014年北京市学龄前儿童生长发育变化趋势研究[J]. 中国生育健康杂志, 2023, 34(3): 218–222.

[144] 汪岭, 李刚, 朱焰. 某地区农村学龄前儿童生长发育情况及影响因素分析[J]. 健康研究, 2023, 43(3): 245–249, 262.

[145] 王澈. 微量元素与儿童生长发育的相关性分析[J]. 妇儿健康导刊, 2023, 2(22): 65–67.

[146] 王宇茹, 冀芮, 邹静雯, 等. 铁及维生素D在儿童生长发育中作用的研究进展[J]. 医学研究与教育, 2023, 40(6): 21–27.

[147] 吴希艳, 刘玉静. 学龄前儿童生长发育水平及影响因素分析[J]. 黑龙江医药科学, 2023, 46(5): 183–185.

[148] 徐妍. 7500名入托儿童生长发育状况分析[J]. 母婴世界, 2023(2): 61–63.

[149] 尹永超. 儿童生长发育期间实施健康教育的效果分析[J]. 中外女性健康研究, 2023(6): 137–138.